BRAINSTORMING
300 Fragen ans Gehirn

大腦
300問

腸道是大腦的感官？
人造大腦可能嗎？
親身經歷會改變基因？

17位
頂尖科學家
深度解密

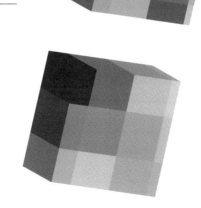

芭芭拉‧施穆茨 ——— 著
Barbara Schmutz

鐘寶珍 ——— 譯

獻給我的兄弟克里斯多夫（Christoph）

目次

Chapter 1 　　　　　　　　　　　　　　　　　　　13
理論上你可以讓大腦跟身體分離，
並把它存放在營養液裡

神經心理學家彼得・布魯格（Peter Brugger）說明，為什麼大腦失去身體就會很難存活。而他為什麼把「直覺」功能定位在右腦？那些自稱能預見未來的人，腦袋又是怎麼一回事？

Chapter 2 　　　　　　　　　　　　　　　　　　　25
我深信終有一天，
我們能建構出具備人類思考能力的大腦

神經心理學教授路茲・彥克（Lutz Jäncke）思索著，機器人是不是也有人權。

Chapter 3 　　　　　　　　　　　　　　　　　　　47
可怕的經歷能改變我們的基因組

伊莎貝爾・曼蘇（Isabelle Mansuy）的專門領域是神經表觀遺傳學（Neuroepigenetics）。她任教於大學，主要的研究領域是：我們難以忘卻的經驗，如何影響基因的表現。

Chapter 16
真正有趣的問題，是文學作品裡所描寫的那些，
而很少是神經科學期刊所寫的

神經學家約爾格·凱塞林（Jürg Kesselring）告訴我們，為什麼那些把人簡化到只剩下神經元之間訊息交換的腦科學家劃錯了重點。

　　這原來是要為瑞士的一本雜誌所撰寫的長篇報導，內容是五十個有關思考器官「大腦」的問題，篇幅大約六至八頁，還會附上一些圖片說明。

　　於是，我埋首鑽研這方面的文獻，努力閱讀專書及研究報告，然後寫下心中所有的疑問，不斷從問題中衍生出更多問題。對於發生在日常生活中的大小狀況，我全都感到好奇。例如，一個字明明就在嘴邊，卻怎樣都說不出來，為什麼會這樣？是什麼讓我們的大腦卡住了？而且，我也想知道大腦在夜裡的狀態，為什麼我們睡覺時會失去意識？我在筆記本上，記下了所有腦神經學家與哲學家永遠都在追究的問題：意識到底是如何形成的？

　　最後，我總共累積了三百個問題，並且想從腦神經學家那裡找出它們的答案。我在各大學網站、神經科學網站及各種研究報告中，仔細分析那些專家。他們的專業領域包羅萬象，關於記憶、學習歷程、精神疾病、成癮、睡眠、神經可塑性、神經哲學問題、大腦與腸道間的相互作用等等。最後，我有幸可以與其中的十七位女士及先生，一起討論大腦的問題。在這三

百個問題中,我大概針對二十個詢問過好幾位專家,而不管他們對同一個問題的答覆是相近或全然迥異,始終能夠以某種獨特的觀點,為我打開新視野。

我們頻繁且密集地對話,這樣的交流讓人振奮不已,不僅能激發靈感,讓人充滿信心、陷入深思,而且還會感到出乎意料!例如,一位神經科學家試圖在大腦之外尋找意識理念,因為他相信,要理解意識還有自然科學以外的途徑。另一位神經生物學家則把一個令人驚奇的主題搬上了檯面:我們大腦的運作具有隨機成分。

這些學者專家無不極力以詳盡易懂的方式,來向我說明他們的研究與新發現,因此要讓非專業人士理解這些內容,我並不需要太多「轉譯」。對於真的比較複雜難懂的內容,他們還會以實例再說明一次,並以圖形呈現或拆解大腦模型來幫助我理解。於是,我現在終於知道,我們腦袋裡真的藏著一個無比奧妙的奇蹟。

Chapter 1

理論上你可以讓大腦跟身體分離，並把它存放在營養液裡

神經心理學家彼得‧布魯格（Peter Brugger）說明，為什麼大腦失去身體就會很難存活。而他為什麼把「直覺」功能定位在右腦？那些自稱能預見未來的人，腦袋又是怎麼一回事？

Q 我們為什麼有兩個腦半球？

這是科學家長久以來就爭論不休的謎團。畢竟比起兩邊得協調運作，只有一個驅動中心不是更好嗎？不過另一方面，凡事成雙總是利多於弊，尤其是萬一有部分功能停擺的話。就像人也有一對眼睛，我們需要這種雙重裝置，物體才能具有立體景深。這讓我產生一種想法，或許兩個腦半球也具有某種「產生景深」的作用，這樣我們才能在大腦深處，以兩種方式來「觀看」某個事實。

Q 如果人的某個半腦被移除，會出現怎樣的狀況？

如果是成年人，被移除的半腦所操控的那一側身體會癱瘓。早期在醫學上，有時會對深受癲癇之苦的孩童進行切除半腦的手術，以使癲癇發作時的放電現象不再波及整個腦部；在手術後，這些孩童兩側的身體通常還能活動，只有切除部位所掌管的那半身會產生一點障礙。

Q 有哪個腦半球較具優勢？

這得看是哪方面的優勢。以右撇子為例，由於左腦較擅長處理語言，因此較具語言優勢。而右腦則相對較擅長辨識人臉。不過，語言處理本身又可區分成不同優勢（或能力）。就像左腦負責支配那些涉及明確且緊密關聯性的內容，例如「桌子和椅子」。可是，一旦這種關聯性離得較遠，像「桌子和花」——花先插在花瓶裡，然後花瓶放在桌上——我們的右腦

就會活躍起來。說到河流就想到水的人，運作的是左腦；說到河流而聯想到旅行的人，運作的則是右腦。

Q 為什麼大多數的人都是右撇子？

這個問題的解答目前還不得而知。但是，不管在任何文化圈，或在人類發展史上的任何時代，大概都是右撇子占多數。早在一些史前洞穴壁畫留下的手印裡，就已經顯示當時的人是用哪隻手來支撐，又用哪隻手來作畫——他們大多使用右手。而從過去留下的器具，我們也知道早期的人大約在每十個右撇子當中，才會出現一個左撇子。

Q 為什麼在文字由右往左書寫的文化圈裡，右撇子還是居多？

這真是大哉問，文化與自然天性要如何兜在一起？寫字方向或許是最好的例子。我們知道，由右往左書寫文化圈內的人，在處理某些事情時的反應，會與由左往右書寫者不同，譬如當他們必須把一條線平分成兩等分時。

Q 他們會怎麼平分一條線？

在由右往左書寫文化圈內的人眼中，中間點會有些偏右，也就是比較靠近一行的起點。有趣的是，即使是這類人，還是同樣由左腦支配其語言能力，跟由左往右書寫文化圈裡毫無二致。畢竟只要是人，都有著相同的腦。另外，我們也注意到，

15

大部分水平橫向書寫的語文，都是由左往右寫；我不知道爲什麼會這樣，只知道有些動物，像小雞，也會由左往右「數數」：牠們更傾向把小堆穀粒與左邊產生關聯，較大堆的穀粒則是右邊。

Q 來自由左往右書寫文化圈的孩童，在某個發展階段會突然有由右往左寫字的現象，他們為何會這樣做？

觀察這種現象確實非常有意思，不過它所引起的爭議也從不間斷。一方面，我們的手在動作時，以身體爲中心往外移動，會比方向反過來容易進行，這導致傾向使用左手的孩童，特別容易在學齡前出現由右往左，也就是「鏡像」寫字的現象（註：左撇子從身體中心往外書寫，方向性爲由右往左）。然而，誘使五、六歲孩童寫出鏡像字母的因素還有一個，即西方的符號系統有較多方向朝右的字母與數字，例如字母裡的B、C或數字裡的5、6，方向朝左者則較少，如字母裡的J或數字裡的3、7。就這一點而言，則不管是使用左手或右手的孩童，都很容易在後者這類符號上出現鏡像書寫錯誤，不過這通常只發生在孩童還無法流暢寫字時。

Q 我們的身體需要腦，可是腦也需要身體嗎？

理論上，你可以讓腦跟身體分離，並把它存放在一個好的營養液裡。英國兒童文學作家羅爾德・達爾（Roald Dahl）的短篇小說《Kiss, Kiss》中有個非常美妙的故事，寫的就是一個

住在書架上的大腦。以人工方式獲取營養的大腦，並不需要抓取食物的手或能走到某處覓食的腳，當然也不需要消化食物。在物理上，你能想像大腦可以沒有身體而活著。然而，對習慣有身體的大腦來說，可能很難失去身體，因為這樣一來，它就再也沒有社交活動……

Q 大腦失去身體，就感覺不到身體了嗎？

其實是有的，有一種幻影式的接觸，我們還是能以幻覺的形式感覺到身體。不過，我希望是再也感覺不到疼痛，否則那將可能有如置身地獄，因為在這種情況下沒辦法請求別人幫我們減輕痛苦。但是，「身體的生物性功能為何」這個問題真的很有趣。身為神經學家，我會這樣說，我們身體的存在，是為了要帶著大腦到處走動，把它帶到有東西吃的地方，帶它走進社會，並走到未來的伴侶那裡。

Q 但如果這些是目的的話，我們的身體不用這麼大吧？

確實如此。但我們得有心臟血液循環系統才能跑步，也需要有消化系統才能獲取營養。而這些系統都需要空間。

Q 有時候我們會聽到這種說法：人大約只使用了百分之十的腦。

這是胡說八道，而且大多是山達基（Scientology）團體的人這樣說。我們始終使用著整個大腦，只是不會一直意識到這

一點。例如開車時，我們的大腦有許多功能在運作，但其中絕大部分我們根本不會察覺到。人的大腦是如此運作的：這次是這個區域被多用一點，下次則是那個區域。而且依照不同的熟練精通程度，有些人的腦中特定區域，會比其他人更發達、更突出。

一個長跑健將會比不常運動的人，更常用到腦中與腿對應的區域，並因此讓它更機敏靈活。同理，經常閱讀與寫作的人，也會比幾乎不閱讀寫作的人，更常使用與此對應的腦區。此外，有種情況也會發生：某些腦區突然必須接手其他部位的任務。例如，在那些因故失明的人身上，本來一直掌管視力的大腦視覺皮質，現在會被指派其他任務。

Q 什麼任務呢？

例如觸摸印象。試想盲人如何透過指尖的敏銳觸覺，來閱讀點字。

Q 第六感是由大腦來掌控嗎？

沒錯。所謂的第六感就等同於直覺，在我的定位中，它是由我們的右腦來掌控。人的右半腦負責警惕、小心以及恐懼這類的負面情緒。我們的第六感不會說：「不要去這個或那個國家度假。」當直覺浮現時，通常是為了向我們發出「應該留意某種場合或某種人」的訊號。第六感要說的是「小心！」

Q 那些相信自己有預知能力的人，大腦是怎麼運作的？

　　自稱能預見未來的人，是以不同的方式來判斷狀況。他們所陳述的那些事蹟，在別人口中通常純屬不可思議的巧合。舉例來說，他們夢到自己在比賽中贏了一輛紅色的車，不久之後真的贏了一輛紅車。其實，如果每晚都做同樣的夢，不管是誰都會相信自己天賦異稟，能預見未來；但假若夢到紅色車子的人，隔天是綠色腳踏車被偷了，就不見得會把這個夢跟失竊事件聯想在一起。除非他本身相信超自然玄學，才會認為「這絕對不可能是巧合」。比較理智務實的人，頂多會這樣想：「這是某種徵兆嗎？有意思……我夢到一輛紅色的車，然後隔天綠色腳踏車被偷了。」①

Q 因為汽車和腳踏車都是代步工具嗎？

　　正是，而且紅色與綠色還是互補色。不過還有第三類人，對於這類人來說，一切非常清楚：這個夢絕非意外，而是一種指點，我應該把腳踏車鎖好一點才對！

　　我們在神經心理研究院所做的實驗顯示，這些自認能預見未來的人（我稱他們為「信徒」），聯想力比一般人更豐富。我們做了這樣的測試：告知受試者一個字，例如「獅子」，然後請他們在聽到下一個字，如「肚子」，並覺得它與「獅子」有關時，按下一個按鈕。如果在「獅子」之後聽到是「鬃毛」，受試者會比較快按鈕，因為「鬃毛」與「獅子」明顯相關，在聽到「漫遊」時也按得比較快。

Q 或是「非洲」、「斑馬」……

……與「老虎」。能快速且廣泛地產生聯想，是具有創意的人的特質。然而，這其中也存在一種危險，就是把客觀事實上不相關的事物看作相關，硬是扯在一起。例如，偏執型思覺失調症（舊稱精神分裂症）患者，也會快速且廣泛地產生聯想。那些「信徒」的大腦運作機制，其實與偏執型思覺失調症患者是一樣的。

Q 有關大腦的研究由來已久，但科學上對精神疾病或慢性疼痛的治療，卻沒有多大的進展。為何會如此呢？

「我們早就開始研究大腦，但在精神疾病上的進展卻很有限」，這樣的說法很有意思。你把我們的大腦跟精神一概而論，並以此認定精神疾病就是大腦生病了。

我曾研究過異肢症（Xenomelia）患者，這類人不認為某隻手或某隻腳是自己身體的一部分，最極端時甚至渴望截肢，而我的研究確認了他們大腦的某些區域與對照組不同。不過，我也不想因此做出「這種截肢意願純粹出自腦神經性因素」的結論，這應該只是部分條件。

Q 那其他因素呢？

還有網路、溝通、文化及研究本身。有時候，我都覺得自己有點觸及倫理底線，並思考是不是最好停止進行這樣的研究。[2]

Q 停止研究的話，就不會有這種病了嗎？

這正是問題所在。我們會不會在探討這種現象時，「培育」出了一種失調？一百年前在醫學臨床上並沒有「異肢症」這種病，更確切地說，那種想截肢的渴望，在過去被視為是一種性慾異常的現象，因為有一半以上的當事者認為斷肢特別具有性吸引力。一直到今天，在日本和中國都沒有人認識這種異肢症。假如你在這些國家，問某人有沒有一種身體某部分不屬於自己的感覺，對方只會認為你瘋了。而且我敢說，在那些戰火肆虐、有許多人因誤觸地雷而失去手腳的國家裡，沒有任何人會想切除自己身體某個健康的部位。

Q 回到原本的問題。為什麼我們即使不斷研究大腦，在精神疾病或慢性疼痛這些領域的治療，並沒有進展呢？

因為在我們想要找出某個答案的研究過程中，總會冒出至少五個新的非常重要的根本問題，還有五百個相關的次要問題，而對此你根本完全沒有時間去研究。不過，這樣像滾雪球般有愈來愈多的問題，也代表我們對大腦的認識愈來愈精準。

拜大腦研究之賜，我們現今知道了使思覺失調症患者出現幻覺與妄想的大腦部位，與同樣會出現這些癥狀的嗜睡症患者不同。基於這些認知，我們在藥劑學上便能做出更好的藥物，而這是巨大無比的進展。精神問題會一直存在，然而人們看待它的方式將有所不同。我們想問的問題會改變，但不會變得更簡單。

Q **電腦打字在日常生活中已經快要取代手寫了。這對我們的大腦會產生影響嗎？**

肯定會。電腦打字完全不同於用手書寫，特別是當你在速記一個複雜問題的圖解時。此時，我通常會在一張紙上重點記下個別事實，或甚至把它們畫成示意圖，用箭頭把某些字連起來，也會以讓我能辨讀出來的方式劃掉某些字。手寫能力的退化，肯定會讓我們的大腦產生重大轉變。

Q **會有哪些轉變呢？**

這個問題在學術研究上會很令人期待。

專家簡介　彼得・布魯格（Peter Brugger）

1957 年出生於蘇黎世，蘇黎世大學行為神經學與神經精神病學教授。2003 年至 2019 年主持蘇黎世大學醫院神經診療所神經心理部門，之後接任瓦倫斯（Valens）復健醫院神經心理科主任。布魯格致力於研究空間、身體、數字與時間等概念如何呈現在大腦中；他也探討幻覺與認同失調現象，對於非身體性的經驗如何發生、相信超自然現象的心理與神經元基礎等，都深感興趣。此外，他也研究異肢症，這類患者不把某隻手或腳視為自己身體的一部分，並因此渴望截肢。

相關研究：www.tinyurl.com/peterbrugger

附註

① 彼得・布魯格在不同期刊雜誌上，發表過以研究及實驗為基礎，有關預知能力與相信神異現象的報告。節選其中幾篇：

〈我看得到你看不到的東西〉（Ich she etwas, was du nicht siehst），《今日心理學》（*Psychologie Heute*）（09, 2006）

〈你要往何處相信？〉（Wo glauben Sie hin?），《大腦與心智》（*Gehirn&Geist*）（03, 2007）

〈現代迷信及其生物性根源〉（Moderner Aberglaube und seine biologischen Wurzeln），Reinhard Neck, Christiane Spiel（出版），《科學與迷信》（*Wissenschaft und Aberglaube*）（2020）

② 彼得・布魯格，〈渴望截肢－詭異的怪癖或腦神經失調？〉（Der Wunsch nach Amputation. Bizarre Macke oder neurologische Störung?），*Ars Medici*（02, 2011）。

彼得・布魯格等著，〈以渴望截肢及其他身體障礙為醫療條件〉（Limb amputation and other disability desires as a medical condition），www.thelancet.com/psychiatry（12, 2016）Vol 3.，1176~1186頁。

Chapter 2

我深信終有一天，我們能建構出
具備人類思考能力的大腦

神經心理學教授路茲・彥克（Lutz Jäncke）思
索著，機器人是不是也有人權。

Q 我們的大腦一生都在變化，新的神經元網絡會生成，有些則會消失。可是，為什麼一直到壽終正寢前，我們都還覺得自己是同一個人呢？

「我們是什麼」，或更確切地說，「認為自己是什麼」，基本上是大腦的一種詮釋與記憶的結果。我是建構主義的信奉者，因為我很確定人的大腦是一種詮釋器官。人類對於絕大部分鋪天蓋地而來的訊息是盲目的，並非以整體，而是從某些特定觀點來感受和認知這個世界。我們從自己得到的那一小部分訊息裡，建構了自己的生活與自己這個人，我們是自己世界的建造者。而這也反映在心理學上用來描述我們如何解讀世界的一個用語：「感知」（Wahrnehmung）。這個用語裡帶有「真實」（wahr）一詞，然而，「真實」與「現實」，以及我們如何解讀「現實」的方法之間，關係非常薄弱。「感知」是附加了認知與解讀的感官生理學，基本上我們是活在一個框架裡。

Q 我們看不見 X 光射線與紫外線，聽力也比其他生物差。大腦為何侷限了我們對周遭現實環境的感知？

不管任何時候，每秒鐘都有一千一百萬位元的資訊湧進我們的感覺中樞，而人類有意識感知到的，是其中的十一到六十位元。超過這個數量的資訊，其實在我們的感知世界中也沒有任何意義；大腦限制了我們所感受到的現實環境，並非就代表不足。人類是一種有機生物；一種動物。為了生存，人類這種動物讓自己適應了特定的環境。

所有生物的感官與知覺，不管是人或蟑螂，都得順應其所生存的世界。而他們的感覺中樞，也都為各自的世界而特殊專門化。人類的聽覺、視覺及感覺，都是以讓我們能在這個世界生存下來為目的，包括辨識主要敵人、學習社交互動、與其他人共同生活。所以我們是完美適應了自己的環境。

Q 當幾個人同坐在一桌時，他們的大腦會連結成一個大型網絡嗎？

人們確實會在精神上產生連結。當兩、三個人談論著同一個話題，他們的大腦便會產生同步。你能從他們愈來愈相似的腦部活動看出這一點，那是同樣的想法、情緒共振、同感與共鳴的表現。個別的腦部活動會彼此增強，並因此達到相同的振動模式。而這與人類的一個非常重要的機制有關，而且可能是人類先天被賦予的機制中最重要的一個，那就是：與重要的同類建立並維持社會連結。我們在自己的大腦深深烙印上許多心理機制，以讓自己懂得維持並珍惜社會接觸。

Q 像是哪些機制呢？

像臉上的表情、手勢、肢體語言，以及設身處地為他人著想的能力。我們把這個稱為「心智理論」（Theory of Mind）。人們會試著探究面對面的那個人在想什麼，會顧慮與他對話的同伴，並相對做出回應，我們對此非常在行。此外，人們透過溝通、行為舉止及合作，也很擅長與其他生物建立關係。而最

有效的社會行為發生在面對面時，所以親自在場非常重要。

Q 我們為什麼要花這麼多精神去建立社會關係？

因為人類最大的敵人，就是自己的同類。人類是具有同理心的利己主義者，我們會利用他人。如果想避免被利用，就得選出值得信賴的人，並與其建立人際關係。我們精於判讀他人的表情，能聽出別人聲音中的情緒，在建立及維護人際關係上具有不可思議的敏感度。他人給予的善意對待與社會認同，是我們所能得到最美好的禮物；失去社會認同，則相對是人類最大的壓力源；而信任遭受濫用，最教人失望透頂。如果理性觀察那個一度失信於我們的人，或許我們會發現，即使他犯下過錯，還是比其他人更了解我們。只是我們仍然會充滿懷疑，人的信任感一旦受創，一輩子都會留下些許痕跡。

Q 我們的大腦是免不了會需要他人，還是它可以自給自足？

人類是社會動物，這是深植在我們身上的屬性。與他人產生社會連結，是人類存在的基本動力之一。在某些情況下，一個人當然有可能對人性深感失望，並選擇離群索居，不與人來往。不過這是例外。

Q 假如你是地表最後倖存的一個人，你會如何忍受這樣的寂寞？

這應該不太容易，我大概得自己憑空想像出另一個世界，

就像孤島上的魯賓遜那樣。

Q 但作家丹尼爾・笛福（Daniel Defoe）[1]讓書中的人物知
　道，人類始終存在著，而你會很清楚自己是最後的倖存
　者。你如何讓自己即使不跟人接觸，仍不至於陷入絕望？

　　我會試著去找其他能替代的生命，例如可以對牠說話的動
物。人類在溝通這方面是興致無窮的，這是一種先天就內建在
我們身上的驅動力，遺世獨立是很困難，甚至可能是最困難的
事。

Q 這個世界有利他主義者與厭世者，也有生性外向與內向的
　人，他們的大腦彼此有差異嗎？

　　我們無法從大腦解剖上分辨一個人是外向或內向，不過我
很確信，總有一天我們會看出其中的差異。奠定我們性格的基
礎，是錯綜交織於大腦的網絡當中。人類的一切作為，不論是
喜愛、思考、感受、憎恨，或發生在生命中的那些大小事，都
是大腦神經網絡的傑作。因此，性格差異是截然不同的神經生
理活動模式所帶來的結果。

Q 大腦非常擅長辨識臉部表情，這是為什麼呢？

　　臉部小表情是我們所接收與發送最重要的生物訊號之一。
我們在辨識臉部表情上，根本是世界冠軍。人類對此有特別的
腦部組織來負責，而它們得被訓練並不斷精進。臉部小表情對

建立人際關係意義重大，甚至可能是我們所使用最重要的社交管道。

Q 為什麼我們有時候無法控制自己的表情？

人們可以管控自己大部分的表情，但那些最自然、最重要的表情，像恐懼、驚訝、厭惡、輕蔑、喜悅，我們卻掌握不了。我們真正喜悅時，會眉開眼笑、闔不攏嘴，嘴巴及眼睛四周的肌肉會同時牽動。而從海蒂・庫倫（Heidi Klum）這些模特兒身上，我們知道何謂假笑，因為他們的眼睛並沒有跟著笑。真正由情緒所帶動而發自內心的笑，嘴角會往上提，眼周肌肉也會同時收縮，也就是所謂「杜鄉的微笑」（Duchenne-Smile）②。

我們最自然的表情就是最基本的訊號，我們以此向同類透露自己正處在何種情緒。對方看到我們的感受後，便能從中揣摩出最好的應對方式。無論我們說的是哪種語言、受的是哪種教育，世界上所有人都能以表情及手勢來互相理解。實驗證明，天生就失明失聰的孩童，在感受到喜悅或恐懼時，也都能在臉上表現出這些情緒，即使他們從未見過其他人高興或害怕時的表情，也從未聽過他人在這種情緒下發出的聲音。

Q 如果比較石器時代的人與現代人的腦，會有什麼差異嗎？

沒有很大的差異。我們的腦原則上是相同的，不一樣的是藏在裡面的東西。石器時代的人沒有閱讀能力，然而大腦為閱

讀所保留的那個區域，在當時就已經存在，只不過是被用來執行其他任務。現代人的腦竟然跟石器時代的人沒什麼差別，這一點對現今的人來說根本難以理解。

我們就跟當時的先人一樣，是具有同理心的利己主義者。我們能講究道德，也可以很不道德；能愛好和平，也可以具攻擊性；能刻板僵化，也可以充滿創意。這一切都在我們腦子裡。尤其是具攻擊性這一點，儘管我們相信自己已大致克服，但其實根本沒有！我們每每都會在事情牽涉到自己時，感受到那股潛伏在深處的人性衝動。例如，當機艙內爆發恐慌事件時，即使是最愛好和平的社運人士，也會踩踏在別人頭上。因為平常被我們壓抑住的機制，在此時會自動展開。

只要事情危及自身或自家人的利益，我們就會覺得不舒服。在這種情況下，什麼對人的生存最為重要，也完全顯露無遺。人類是為小型社群而建構的生物，不是為今天這種大型社會。在小群體中，我們可以依賴感情紐帶為生，那些跟我們建立緊密連結的人很重要，我們會加以維護。雖然我們與其他人會建立認知上的連結關係，但在情感上對他們其實……

Q ……並不在乎？

就是這樣，沒錯。

Q 女人的腦和男人的腦存在差異嗎？

最大的差異是在於容量。女人的腦要比男人小一些，平均

大約輕了兩百公克，也因此她們腦部的網絡連結度也比較高。這代表著，女人的腦神經元數量可能跟男人一樣多，但每單位腦容量所容納的神經元比男人更多。不過，也有男人的腦跟女人一樣小，或女人的腦跟男人一樣大。我們很確定的是：男女行為的差異，並非決定於大腦結構。（註：神經元即是神經細胞；本書將會交替使用。）

Q 過去的人主要是透過他人宣讀來獲得知識與訊息，現今人類大腦掌管閱讀的那個區域，當時是用來做什麼的？

　　我推測石器時代的人，是把閱讀區域用來辨識形狀，畢竟他們已經懂得描繪情景及充滿象徵的圖畫。或許閱讀區域當時對他們的功能，就是辨識那些象徵圖形背後的訊息。

Q 人腦計畫想模擬人腦，以便對疾病進行更好的研究。人類的腦及其功能真的能被複製嗎？包括幽默、機智與風趣？

　　參與人腦計畫（Human Brain Project）[③]的科學家，想以數位方式根據老鼠的腦重建出一個大腦，不過他們至今連最初步的事都還做不到。儘管我認為這個計畫失敗了，還是很喜歡模擬大腦這個點子，它值得繼續關注並探究。不過，我還是會先專注於如何以數位方式重建思考過程。至於風趣、幽默與機智，這些被視為人類核心能力的心理功能，確實很難被複製。但我們也必須留意，不要過分高估這些能力。

　　蘇黎世大學的人格心理學教授威利巴德・路希（Willibald

Ruch）在對笑話進行研究後，發現它只有兩、三種不同大類，而且幾乎全世界都一樣。一類屬於反轉矛盾型笑話，通常帶著滑稽荒誕的細節，以及讓人玩味的措辭用語；其次是粗魯笨拙型笑話，也就是一般人茶餘飯後閒聊時說的笑話；然後還有帶性別歧視意味及噱頭這一類。而我敢說，後兩類最多可占全部笑話的六成。德國諧星馬利歐‧巴特（Mario Barth）說的就是這類笑話，並以此吸引到足以擠爆整個足球場的觀眾，那一排排觀眾席上坐的都是普通人，個個笑得前仰後翻、東倒西歪。平庸的笑話完全可以重建複製，因此要把機器人逗笑也並非不可能。

Q 機器人有可能像人腦那樣具創意嗎？

我們總認為人類是極具創意的生物，但事實上我們的生活有九成是由習慣（也就是那些我們每天都在做的事）所組成。即使是成就非凡的人，也不是一輩子都很有創意。像史蒂夫‧賈伯斯（Steve Jobs）這樣的人並不常有，才華洋溢的畫家也不多。沒錯，電腦當然也可以具有創意。創意是一種結合了既有知識的巧合，德法公共電視台播過一部叫《真實的人類》（Real Humans）的科幻影集，故事說的是從外表到行為舉止都像人類的機器人。那裡面的科學家剛開始設計的機器人，是要來當園丁、汽車駕駛和褓母，但後來他們也打造了能當朋友、愛侶，可以聊天並把人逗樂的機器人。我深信總有一天，我們也能製造出思考及行為能力都像真人一樣的人造腦。

Q 機器人的神經網絡會像人類的腦那樣具可塑性嗎？

當然，機器人的人造神經網絡是有學習能力的。我們能爲它內建界線，例如讓它不能殺人，但在這些界線之內，它們的網絡可以獨立發展，正如我們的大腦。因此，機器人跟我們之間，應該不會再有差別。

Q 到時候機器人也會有人權嗎？

對於這個問題，我很難給出答案，因爲這變成得檢視是什麼讓我們成爲「人」。

Q 所以是什麼讓我們成為人呢？

才智、風趣、創意——我們始終這樣認爲。然而，這些領域不會一直是我們的專利。眞正讓我們成爲人的，是血液、體液、二氧化碳這些東西。至於行爲，那是可以塑造模擬的。現在我有時會自問，身爲人到底意味著什麼。人權讓我們重視這個事實：人是具有需求的獨立個體，而且有權利要求這些需求被滿足。我完全可以想像，將來有人會創造出一種能讓這些機器人也產生需求的神經網絡，到時我們就必須自問，是否也要承認它們滿足需求的權利。而如果需求的存在是人權之根本，我們當然也得賦予這些機器人權利。

Q　美國腦神經專家大衛・伊格爾曼（David Eagleman）在《大腦的故事》（*The Brain*）④一書中說，「看見」是一種身體完整的經驗。大腦為什麼需要身體去「看見」？

伊格爾曼的論調很大膽。但其實我所想像的跟他相反：我們的大腦沒有身體也能活，就像連載漫畫《飛出個未來》（*Futurama*）裡描繪的一樣。不過，這只有在大腦已經把身體經驗儲存起來時，才行得通。

為了產生情緒，我們需要這些身體經驗；因為當人有所感受時，就會感覺到自己的身體。胃部嘰哩咕嚕地叫，心臟快要跳出喉嚨，覺得冷或覺得熱……這些被我們稱作「軀體標記」（somatische Marker）的身體感覺，是在對我們發出身體正發生什麼事的訊號。一旦我們經歷到並學習了許多感覺，便能將它們儲存為知覺，並在心智上重新喚取，因此人就不再需要身體了。我們這裡所說的是一種「好像／似乎」的知覺感受。一個最極端的例子就是去勢者，即使他們已經完全被閹割，對性仍然會有感覺，特別是在去勢前有過性經驗的人。

Q　齋戒禁食的人總是說自己的腦袋變得更清楚。為什麼會這樣呢？我們的腦不是需要很多能量嗎？可是禁食時它幾乎得不到能量。

當我們飢餓時，身體是處在一種蓄勢待發的狀態。因為我們最根本的需求之一，此時沒辦法得到滿足。所以，齋戒期間大腦可能會比平常更專注，而這讓我們覺得自己更清醒。

Q 當人的大腦某個區域因為學習新技能，例如一門外語或彈
奏樂器而有所增長，會有另一個區域相對萎縮嗎？

我沒辦法確切回答這個問題。但我不認為大腦某個區域的
增長，會以縮小其他區域為代價。我更主張，整個大腦系統會
對此加以平衡。況且這種變化也不會如此巨大，因此不容易測
量。

Q 大腦有被訊息淹沒的可能性嗎？

有的。人類並非多工處理者，不擅長一心多用。我們的大
腦是為了專注於根本事務而建構，當太多訊息一下子湧進大
腦，它便會轉換成另一種模式，我們會對刺激棄械投降。我們
不再能掌管自己的行為，只是跟著捕捉每種刺激。

Q 所以這股環繞著多工處理的熱潮到底是從哪裡來的？

這股熱潮之所以會形成，是因為知名作家暨發明家雷蒙·
庫茲維爾（Raymond Kurzweil）的假設。大約十年前，他在巴
塞爾（Basel）大學的一場演講中說：「我們會在一種演化進程
中成為多工處理者。」然而，這是不可能的，我們的腦還是跟
四萬年前的那個一樣。想要一心多用、多工處理是毫無意義
的，因為我們的認知資源有限，我們得把它傾注於手邊正在做
的事情上。不管是處理訊息、學習事物或執行訊息，我們的大
腦都需要時間。

在多工處理時，我們相信自己能同時解決不同的任務。但

事實不然，我們只是在個別的任務之間跳來跳去。有無數項研究已經證實，同時執行多項任務是行不通的。你沒辦法邊聽音樂邊學習，就像人沒辦法在大型辦公室裡，真正專心工作一樣。這種辦公室通常帶有極端耗損精神的噪音背景，置身其中時，你只能做單調無聊的工作。

Q 為什麼大腦一天當中會多次「忽略」我們正在做的事？例如走路。

因為人類大部分的行為，都是受無意識作用控制。我們所做的事比自己知道的還多，這一點從無意識行為占優勢的情況已完全展現出來。我們不需要控制走路、游泳或騎腳踏車這些動作的過程，也不會去留意，就像對自己最頻繁出現的那些行為一樣「無知無覺」。就以在瑞士餐廳裡點啤酒的德國人為例，當瑞士人聽到他們說：「給我來一杯啤酒！」時，心裡想的是「哎呀！真沒禮貌」，可是對德國人來說，他的行為完全正常，他所學、所經驗的都是如此，所以對此根本不假思索。

Q 網路對我們的大腦有哪些影響呢？

有很多影響。現代人所能生成及製造的一切東西，幾乎都能在網路上找到，不管何時何地或以哪種型態。這非常危險，因為所有資訊都可能經由網路而放大，無論那是事實、謊言或被操弄的訊息。所有的這些訊息，以及一則又一則數不清的胡說八道，都會影響我們，而且這種影響也愈來愈具體可見，劍

橋分析（Cambridge Analytica）數據公司的醜聞事件，⑤只不過是冰山一角。我擔心我們在當前的資訊洪流下，再也沒辦法分辨優劣眞僞；也擔心輿論會被有意引導；還擔心終有一天，人類會完全受網路宰制。

當然，網路有它的正面效應，我們估計全世界有七十億個電腦節點，而由此生成的知識簡直大到無法想像。它們就像一個獨立自主的大腦那樣發展著，實在非常了不起。只是這個系統的發展，與人們漸行漸遠。人們帶著弱點迷失在網海當中，從這個網頁跳到下個網頁不可自拔。這讓我們失去兩種對自己一直都很有利的能力：專注力與自律性。我們對事情不再有耐心，不管是閱讀或聽音樂。根據統計，人們在iTunes或Spotify聽音樂的平均時間長度是兩分鐘。至於在閱讀上，諾貝爾文學獎得主湯瑪斯·曼（Thomas Mann）根本完全出局了，他所寫的那些長句子，今天沒人要讀了。就連影片剪輯的步調，現今都變快許多。

我們沒辦法再像過去那樣，好好專注在一些最本質的事情上。然而，人類的腦是一種講究專注力的器官，對人類而言，深度遠比廣度重要。此外，還有一個問題，在網路上與人溝通時，表情與手勢都被省略掉了，我們只看到含意有所縮減或缺漏的訊息。在社群媒體上，幾乎沒有人在正確書寫了，大多是一些支離破碎的文字，讓人疑惑這到底是在寫什麼。在網路上傳送的語言訊號，對我們的大腦來說是難以理解的。

Q 這聽起來好像是文化悲觀主義？

沒錯，我也經常這樣想：「老天，你的論調簡直像個老人！」有時我確實會被指責是文化悲觀主義者，但我不是，我的工作也會用到網路。我所擔心的是，在網路的世界裡，任何人都可以口不擇言且毫無節制。在網路這樣的溝通管道上，我們長期演化所造就的一種能力——對溝通對象察顏觀色，特別派不上用場，我們可以攻擊、羞辱或中傷一個人，但看不到他人的反應；可以輕易評斷一個人，即使不認識他；任何人都能到處潑糞散播惡意。網路的危險，即在於人們以一種完全不利於社會凝聚力的方式互相傷害。孩童之間彼此欺凌，為雞毛蒜皮的事要狠而不放過彼此。這些網路搗亂者和酸民，應該是我們深思「如何做為一個人」這個課題的契機。

我們都知道所有出現在社群媒體上的那些仇恨，是應該克制的行為。然而，這一點在網路上完全被拋諸腦後，許多人在那裡肆意地大放厥詞，卻看不到遭攻擊的人被羞辱後的反應；在一般溝通往來中，我們則是面對面說話，而這會調節攻擊行為。網路還有另一個面向也讓人很不舒服：如果我可以這樣任意在網路上做出令人不快的行為，而且還找得到其他上千個「志同道合」者，這種行為會變本加厲；鬼話連篇的人聚在一起之後，就再也不會有任何理性對話。這和我們與談話對象之間所進行的討論，有著巨大的差異。

真正的對話，是在社交聚會的框架裡，進行一種生物性的訊息交換。我們面對面直視對方，彼此爭辯，一起討論，而我

或許會在談話過程中改變自己的行為，同時也會因為看到對方感覺被侮辱而向他道歉。對人類來說，實質接觸是必要的，透過網路來溝通則是一種災難。它傷害我們，它會讓人類完蛋。

Q 使用電腦讓我們在生活中幾乎不再用手寫字。這對我們的大腦會有哪些影響？

用手寫字時，我們更能記住自己寫了什麼。而隨著手寫習慣的消失，這個能力會明顯退化。

Q 為什麼會彈奏樂器的人更有「腦子」？

因為他們鍛鍊了自己的聽力，而這對語言教育非常有利，不論是在語言的發音或字句腔調、語調、速度或韻律等各方面，他們都更能區別其中的差異。此外，能夠彈奏樂器的人，因為擅長分辨聲音語調，學起外語也更加容易。他們通常比較自律、自制一些，而且能專注在重要的事物上。最後一點：能讀樂譜的人，辨識空間關係的能力也較好。學習讀樂譜時所使用的大腦區域，也是發展空間概念時所使用的。因此，具有相當音樂專長的人，在需要運用幾何概念的任務上，通常也非常優秀。而且最棒的是：學音樂的人不止受益於以上所有的好處，還學會了演奏一種樂器！

Q 大腦喜歡得到挑戰。可是為什麼對我們來說，摒棄舊習、發掘新才能竟是這麼困難？

我們所做的事，有九成是透過自動機制而不知不覺完成的行為。這種自動機制形成於日積月累之中，不需要特別專注就能運作自如。許多事對我們來說，根本是輕而易舉。我們喜歡自動機制，因為它不費工夫；反之，在意識下操作的行為是耗費心力的，我們得投注很多精神，因此很快就會疲累。

人在嘗試新事物時，必須打破那種自動機制，這不僅麻煩費力，能否成功也是個未知數。「我可能會失敗」是個讓人不太舒服的念頭，而這會阻礙我們去努力追求新事物，否則我們應該可以從設定並達成目標的過程中，得到人所能送給自己的最棒感受──驕傲！

Q 「靈光一閃」是如何形成的？

「靈光一閃」是很美的比喻，一個念頭像閃電般突然射進我們的意識中。這種記憶現象通常是大腦有某部分神經網絡正在活動中，而且特定的記憶節點突然特別高度活躍，並產生一種我們覺得是靈光一閃的意識。

Q 也有負面的靈光一閃嗎？

所有儲存在我們大腦裡的東西，都可能在某個時候突然變成我們察覺得到的意識現象，不管是正面或負面。不過，它們通常是正面現象，負面記憶則會隱藏得很好。這在生物學上完全有其道理：如果負面記憶對生存並不重要，我們必須想辦法將它遺忘。

Q 那些總是一再愛錯對象的人，他們的大腦是怎麼一回事？

愛是一種感覺，而這種感覺很難控制。讓人相互吸引、彼此靠攏的磁場，是我們內在一種根深柢固的生物機制，而從這種機制中產生的則是連結與信任。現在有些人的這種生物機制，總是把他帶到某個沒辦法跟他維繫長久關係的人那裡，這是生物原理；當然，有時純粹就是倒楣，跟理智沒有任何關係。

Q 為什麼大腦不會對它所接收到的每則訊息都賦予意義？

這是基於兩種機制。一種是生理上的預備訊號，另一種則是依照我們所學去解讀的訊號。生理性預備訊號就像警告標誌，提醒我們注意可能發生的危險，例如巨大的聲響、行為怪異或動作鬼祟的人。我們對這種訊號的反應是本能的，我們必須有所反應。至於由我們來解讀的訊號，則是所生活的文化環境的產物。對於這類刺激，我們是依照經驗所學去反應。

人類發展出容量驚人的大腦皮質，因此能夠以最不同的方式來詮釋世界，並發展出南轅北轍的文化。這一點除了人類，沒有其他動物做得到。一個孩子出生在某個文化裡，就必須熟悉並適應這個文化，他不僅得學習其中的規則，更得努力將之吸收內化，直到自己能不經意識便輕鬆應付它。所以，我們是學會了把重點只放在自身文化的重要面向，是有特定文化傾向的生物。

Q 大腦需要什麼才能存活下去？

　　非常非常多的糖。因爲大腦無法儲存能量，所以必須不斷輸送新的糖分給它。此外，爲了製造神經傳導物質與突觸，它也需要水分、氧氣和蛋白質。而且它希望得到刺激。我們的大腦非常好奇，它珍惜任何形式的刺激，對單調無聊深惡痛絕。無所事事，得不到一點刺激，對大腦是很糟糕的事。

Q 一個被單獨監禁好幾週的人，大腦會發生什麼事？

　　不管是這個人或他的腦子，狀況應該都會很差。在刺激被極度抽離的隔絕環境中，我們可能只能撐個四、五天。如果再加上睡眠剝奪，情況會更可怕。我們的大腦會開始產生幻覺，它會替自己製造刺激。單獨監禁完全可以把一個人逼瘋。

Q 所謂腦死，是大腦裡的什麼東西死掉了？

　　在腦死狀態下，大腦裡的一切功能都不再活躍，神經細胞不再發射電流，腦波畫下休止符，不會再有動作電位（Aktionspotential）⑥，不再有電能，也沒有電脈衝與傳導物質流動。只要持續兩、三分鐘，這就會成爲一種不可逆的狀態。若爲腦死者接上維生系統，雖然他還能呼吸，呼吸中樞所在的腦幹還能運作，心臟還在跳動，但大腦皮質裡已經不再有任何活動。

專家簡介　路茲‧彥克（Lutz Jäncke）

　　1957年出生於德國烏帕塔（Wuppertal），先後於波鴻（Bochum）、布倫瑞克（Braunschweig）與杜賽多夫（Düsseldorf）就讀生物學、心理學及進行大腦研究。1984年畢業於杜賽多夫大學心理學系，1989年獲得心理學與大腦研究博士學位，並在1995年以《結構性與功能性的大腦不對稱》論文，取得大學任教資格，2002年起，於蘇黎世大學教授神經心理學。

　　路茲‧彥克在同行評議的期刊上，發表過四百多篇學術專論，同時為多本專書之作者及編輯，包括了《音樂讓人變聰明嗎？》（*Macht Musik schlau?* 2008），《我們的大腦理智嗎？》（*Ist das Gehirn vernünftig?* 2016）。他對人類的大腦如何被經驗所塑造特別感興趣，經常以專業音樂人為對象，研究大腦可塑性。其研究在基礎認知作用、學習、復健、診斷學等領域的實際應用，與現代腦神經科學之間，搭起了跨越鴻溝的橋梁。

相關研究：www.tinyurl.com/lutzjaencke

附註

① 英國作家丹尼爾・笛福在最早出版於1719年的《魯賓遜漂流記》中，描寫了水手魯賓遜的故事，他在遭遇船難倖存後，在一座孤島上獨自度過二十八年。

② 譯註：為紀念十九世紀法國神經學家杜鄉而命名。他對人如何產生面部表情深感興趣，最早描述了發自內心的笑如何牽動臉部肌肉。

③ 譯註：人腦計畫於2013年啟動，為歐盟所資助的一項十年大型科學研究計畫，目標是在超級電腦上建立以資訊技術為本的協作性科學研究基礎，以增進歐洲在神經科學、計算機技術及大腦相關醫學等領域的知識。

④ David Eagleman, *The Brain: the Story of You*（2017），173~182頁。

⑤ 譯註：劍橋分析為一家英國數據公司，曾利用在臉書上推出免費心理測驗應用程式，未經用戶許可就盜用臉書五千萬用戶的個資；此外，這家公司也被懷疑是川普團隊用來左右2016年美國總統大選選情的幕後黑手。

⑥ 譯註：動作電位是細胞受到適當刺激時，細胞膜所產生的可逆、可傳導的電位變化。細胞產生動作電位的能力，被稱為「興奮性」，神經細胞和肌細胞都是具有這種能力的細胞。動作電位是執行神經傳導和肌肉收縮的生理基礎。

Chapter 3

可怕的經歷能改變我們的基因組

伊莎貝爾·曼蘇（Isabelle Mansuy）的專門領域是
神經表觀遺傳學（Neuroepigenetics）。她任教於
大學，主要研究領域是：我們難以忘卻的經驗，如
何影響基因的表現。

Q 所有人在出生時都有一樣的大腦嗎？

不是。每個人都有不同的基因序列，而且表觀遺傳因子負責調節基因組（genome，包含基因和染色體）的活動，尤其是其中的基因，但這個因子在每個人身上的展現都不一樣。不同大腦之間的差異，有時非常細微，有時卻也大得非常明顯。

Q 你在說調節基因組的活動時提到表觀遺傳學，那是一門怎樣的科學？

表觀遺傳學這個領域，研究的是影響細胞遺傳物質（具體地說，是影響DNA或黏附在DNA上的蛋白質）的生物化學變化。它牽涉到一種作用，這種作用雖然不會改變遺傳物質本身，卻足以影響基因組的活動，使那裡面的基因開啓或關閉。我們早就知道，周遭環境的刺激、遭遇的經歷、困擾我們的情緒，以及攝取的食物，都能誘發這種化學作用並開啓或關閉基因。

Q 為什麼基因會被開啓或關閉？

人類身上所具備的每種細胞類型，都含有整個基因庫。不過，就某種特定細胞的功能而言，譬如肝細胞，真正活躍的只會是與肝細胞相關的基因。而這種活動可以被上述的那些生化作用加以調整修改。這不只是關於某一個基因是開或關，也與其活躍強度有關。

Q 腦科學家能證明創傷經歷會隔代遺傳，而表觀遺傳因子是
其中的癥結嗎？

　　是的，可怕的經歷（例如嚴重饑荒）會影響表觀遺傳因
子。如果那種變化是發生在細胞核，而且程度非常劇烈，人的
基因組幾乎會被永久改變，這種改變還能繼續傳遞給下一代。
許多深受饑荒之苦的人，生下的孩子都有體重過輕的現象；而
這些孩子在成年後所生下的後代，通常也同樣瘦小，即使他們
衣食無虞，根本不再匱乏。

Q 只有創傷會繼續傳遞嗎？還是正向經歷也會？

　　正向的經驗同樣也會遺傳。根據實驗顯示，當小鼠生活在
大籠子裡，有足夠的食物可吃，有轉輪可玩，還有機會與同類
互動，行為表現會因為這樣優渥的環境有所改善，而且這樣的
改變會繼續傳遞給牠的後代。[①]

Q 許多正向經歷能夠撫平來自遺傳的創傷嗎？

　　在小鼠身上是可以的。我們在一個實驗裡，每天都在不同
時段讓新生小鼠與母鼠分開三個小時。結果這些小鼠都顯現出
行為失調的症狀：牠們變得憂鬱並出現反社會行為。而且這些
症狀歷經五個世代仍然留存。然後，我們把深受遺傳創傷效應
影響的小鼠，放進一個小鼠樂園裡，那是一個巨大無比的籠
子，其中有各式各樣能讓小鼠過得幸福美滿的物品。這些小鼠
成年後，再也沒有出現過那些創傷症狀。

Q 這種創傷的撫平，在人類身上也行得通嗎？

　　或許可以。我們知道，心理治療、心理分析或催眠治療這些方法，都可以改善精神疾病。而這種改善很可能與表觀遺傳機制有關。這是可以檢驗的，我們可以從表觀遺傳學上，分析一個過去經歷過創傷且正在接受心理治療的人，在治療前後的變化。

Q 我們能夠刻意地忘掉一些事嗎？

　　不能，這應該是行不通的。我們或許可以訓練如何忘卻，例如藉助心理治療，試著使創傷經歷淡化減弱。然而，在大多數的例子裡，完全抹去創傷是不可能的。

Q 有些人把我們的腦比喻成電腦，說它運作的方式就像硬碟一樣。你對這種比喻有何見解？

　　沒有任何一部電腦像人腦這樣具有如此大的可塑性。電腦裡的線路是固定不變的，而人腦不是。人腦如果因疾病或意外而造成某個部位遭到損傷，其他腦區還能接管受損區域的任務；可是，電腦一旦某個地方毀損，就再也無法運作了。

Q 歐盟的人腦計畫研究，想藉助電腦來模擬人腦的功能。我們未來有辦法複製出風趣、幽默、機智這些人類的特質嗎？

　　我認為不行。你只能模擬或複製你所了解的東西，但我們

根本連幽默、風趣、精神狀態或情緒這些東西，是如何在大腦裡形成的，都還不知道。腦神經功能的基礎，是兩個腦神經元之間的活動。而我們的大腦裡有上千億個神經元，它們彼此之間如何互動的可能性多不勝數。沒有任何電腦能精確複製所有這些可能性。況且我們對每種情況下是哪些神經元之間彼此連結，所知也還遠遠不足。

Q 腦和心智是同一件事嗎？

沒有大腦，心智不會存在。想要思索或討論心智，人類需要大腦，不過它們並非同一件事。腦具有更多層面，包括解剖構造上的、物質上的，還有概念上的。心智是一個概念，是腦的一種層面，但它所能及的卻遠遠超越這個思考器官。

Q 當我們想說的話明明就在舌尖卻說不出來時，腦子裡到底發生了什麼事？

在這個當下是大腦提取資料庫訊息的功能產生了錯誤。這是一種非常快速的過程，就好比當我問你：「記得自己的婚禮嗎？」你的腦海會在一秒鐘內閃過許多畫面，你會看到當時的儀式、賓客，還有舉行的地點，即使那是多年前的事。可是，有個字明明就在嘴邊卻說不出來，我們所知道的是：雖然那個字儲存在他的腦中，他卻找不到。至於究竟是什麼阻撓了大腦提取資訊，相關研究還不知道答案。

Q 虛擬實境如何影響我們的大腦？

有研究顯示那些自以為「在別人身體裡」的人，大腦有怎樣的反應。實驗中利用虛擬實境，讓受試者相信自己正在打乒乓球，並同時藉助磁振造影技術來量測他們大腦的活動。結果顯示，在虛擬實境中打乒乓球的人，跟實際上真正在打乒乓球的人，大腦活躍的區域幾乎是相同的。

Q 網路會改變我們的大腦嗎？

當然會。網路是我們用來獲取資訊的工具，當我們從中學習或得知一些新資訊，大腦便會因為神經元連結與突觸的形成有所改變，一如在真實生活中。在網路上閱讀文章、玩遊戲、觀看影片或聽音樂，都能引發密集的大腦活動。

專家簡介　伊莎貝爾・曼蘇（Isabelle Mansuy）

　　出生於1965年，現任蘇黎世大學（腦研究院）與蘇黎世聯邦理工學院神經表觀遺傳學教授。這位大學主修分子生物學的法國女士，專長領域是表觀遺傳學（Epigenetics，epi在希臘語中代表「在…之上」或「除…之外」，因此Epigenetics意指傳統遺傳學之上／之外的遺傳）與表觀遺傳性之隔代遺傳。這個研究分支是要查明外在因素，例如人的一生經歷或環境的影響，如何對其身心健康產生作用。曼蘇的研究，是在檢驗細胞內的分子機制要如何轉變，才能使細胞核在讀取基因DNA時，有不同的強弱程度，但在此過程中，細胞核本身並不會改變。

相關研究：www.tinyurl.com/isabellemansuy

附註

① K. Gapp, J. Bohacek, J. Grossmann, A. M. Brunner, F. Manuella, P. Nanni, I. M. Mansuy. Potential of Environmental Enrichment to prevent Transgenerational Effects of Paternal Trauma, *Neuropsychopharmacology*, 2016。

Chapter 4

至今我還會聽到神經外科醫師
提到非功能腦區

蘇黎世大學教授暨神經外科醫師路卡・雷格里
（Luca Regli）深信，大自然塑造大腦這個器官
的用意，就是要讓我們整體使用的。

Q 所有人在出生時都有一樣的大腦嗎？

嬰兒在出生前的好幾個月，其實就已經有各式各樣的體驗，而這些經歷幾乎每天都在改變他的腦。這意味著，並非所有人在出生時都有一樣的大腦。或許每個人在出生的那一刻，都有著同樣的潛力；但我們會成爲怎樣的人，或因爲我們的腦袋而成爲怎樣的人，卻是不斷變動的過程。

Q 人在出生時就已經顯現的差異，與表觀遺傳的作用有關係嗎？

基因是我們本身就擁有的，表觀遺傳則是我們和環境影響了基因的結果。所以，這些差異也關係到表觀遺傳，也就是與我們每天所經歷、所感受以及所見所聞有關。大腦是一個從不停止運作的器官，即使在人們睡覺的時候。人類的腦部在胎兒時期就已經有許多突觸與網絡形成，其中有些後來會消失，這是健康腦部必然的發展過程。至於哪些網絡會消失，哪些又不會，則與個人經歷有關，不管這個經歷是來自前一天、上個月或去年。

Q 我們的潛意識是位在大腦的哪個部位呢？

我至今還沒在手術中找到這個答案。我們知道人類的活動無論是否由意識主導，都是透過大腦不同區域的不同神經網絡來協力完成。在腦科學的研究領域裡，長久以來就有著大腦功能區與非功能區的概念，至今我偶爾還會聽到神經外科醫師提

到非功能腦區，還說那是我們可以動刀之處。但我深信大腦裡不存在非功能區，大自然塑造大腦這個器官的用意，就是要讓我們整體使用的。有些人會把大腦分為功能區與非功能區，是因為某些腦區受傷後，不會立即出現癱瘓之類的後果。然而，這些腦部被動過刀的人，日後可能在行為上出現轉變，譬如是否能明快地當機立斷，或對事情有多熱中投入。

Q 假設整個大腦都能移植，某甲得到某乙的腦。甲會因此就變成乙這個人嗎？

這個想法太有趣了。可惜我不知道答案，所以也只能猜測。有許多例子證明了大腦影響著我們的身體，只要想想人的情緒就會明白了。在許多語言裡，「心」都是用來表達情感的意義載體，好比「你就在我心裡」，然而心臟根本沒辦法「感受」。人在情緒激動或墜入愛河時，雖然會感到心跳加快，但掌控這種感覺的器官是大腦。反之，我們的身體也影響著大腦，例如透過消化作用。大腦會跟著我們所吃的東西而改變，我們身體吸收的所有毒素，不管是有意或不小心，都會影響大腦。

我們可以延伸這個問題，想一想如果把一個女人的腦移植到男人身上，會是怎樣的情況？到時會是他的男性荷爾蒙對現在這個女性大腦的影響較大，還是這個女性大腦對此前的男性荷爾蒙的掌控更強？我想，我們的大腦會竭盡所能地主導身體，以與它相符的方式來運用身體。然而，這個女人的腦，跟

男性身體之前的那個腦並不相同，它會從這個新的身體接收到不同於過去那個女性身體的訊息。硬是被塞進另一個不習慣的身體裡的這種經驗，對大腦造成的挑戰可能會巨大到足以使它演變成一個新器官，一個能適應新環境條件的大腦。

類似的情況會發生在截肢的人身上。假若某人在發生意外後必須截掉一隻手臂，他的身體會產生變化，再也不同於過往；而他的大腦會整合這種轉變，原本負責掌管被截掉的那隻手臂之功能的腦區，會重新組織調整。

Q 腦科學專家中的化約論者說，人的心智不過是腦神經元之間訊息交換的產物。這樣說對嗎？

一切都始於一顆原子，所以我們當然可以說一切都是物理，都是生物化學，或都是分子。不過，我相信生命絕對不只是生物化學，也不只是神經細胞之間的一種訊息交換。如果真要純粹從化約論的角度來看，所有人應該都要一模一樣。可是我們知道情況並非如此，因為所經歷過的事情會影響我們。例如在我們談話過後，我的人生就會與之前有點不同。

Q 腦和心智是同一回事嗎？

不是，但沒有腦就不會有心智。它們的差異很難用三言兩語說明白，情況就跟拿它與文化做比較很類似：文化等同於我們的腦嗎？如果是的話，那不會只是一個人的腦，應該是成千上萬個塑造出我們當今文化的腦，是許多要素的共同作用。心

智與腦之間，也是如此共同作用，而我認為心智在層級上凌駕於腦。

Q 所以心智是一種概念嗎？

這麼說很有意思，雖然「概念」是化約論者的說法。心智其實不止如此，它是一種生命的能量。

Q 當幾個人同坐在一桌時，個別的腦會連結成一個大型神經網絡嗎？

在鏡像神經元的運作下或許可以。透過鏡像神經元，人能對自己的同伴做出反應，並察覺他們是如何感受。沒有這種神經細胞，我們根本不可能共同生活。

Q 鏡像神經元對形成同理心很重要。看到別人受苦時，它會啟動我們臉上的肌肉纖維，使我們能與他人的情緒共感。而現在那些臉上打了肉毒桿菌的人，[1] 應該無法再感覺到這種細微的肌肉活動，因此也無法或很難感受到他身邊的人好不好，是嗎？

我經常這樣自問，什麼時候會有一個心理學研究，來告訴我們打肉毒桿菌有哪些後果。人類的大腦從幾千、幾萬年以來，就分析著對面那個人的臉，細讀他人臉上的表情神態，並從中發覺各種各樣的情緒波動，而肉毒桿菌徹底改變了這一點。我確信一張肉毒桿菌臉，無法像沒動過手腳的臉那樣，以

同樣的程度來活化大腦內的鏡像神經元。而我們最美的情緒感受之一 —— 同理心 —— 會因此被削弱，這比失去同情或厭惡感受的影響更大。

Q 這對我們的社會意味著什麼呢？更冷漠無情嗎？

我是個徹頭徹尾的人本主義者，因此深信我們會找到新出路。大腦必須自我調適，這是當然的；而我們必須發展某種能幫助一個人（即使他有張肉毒桿菌臉）感受到同理心的機制。如果能停止使用肉毒桿菌當然最好，不過，如果有人決定了臉孔就得保持平滑無紋，那又是另一種情況了。假若人的臉部表情因肉毒桿菌永遠改變了，或許未來我們會更專注在他人的聲音，在所有各式各樣不同的聲調音律上。

Q 《神經科學與外科》（*Neurowissenschaften und Chirurgie*）這本書也提到了鏡像神經元。曾任蘇黎世湊利克伯（Zollikerberg）醫院外科主任醫師的作者恩斯特·甘任耶格（Ernst Gemsenjäger）寫道，一位外科醫師的手術熟練技巧，不僅與自己動刀的經驗有關，還有頻繁觀摩同僚操刀也很重要。因為經由觀摩所活化的鏡像神經元，讓他每次都能學到新東西。

這完全是師徒相傳的概念，一種知識藉此得以傳承的優秀理念。我向你示範該如何做，而你在一旁仔細看。然後有一天，徒弟終究會青出於藍而更勝於藍。學習原本就是一種觀摩

與自己動手做的結合。

Q 在我們的談話剛開始時，你說過消化是身體影響大腦的作用之一。我們確實擁有第二個腦，也就是所謂的「腸道腦」。但這兩個腦的關係是共同合作，還是有時也會彼此競爭？

它們根本沒有競爭的理由，而且正好相反，腸道對大腦極為重要。一方面它能辨識有毒物質，另一方面它也透過新陳代謝傳送能量給大腦。而大腦所需的能量非常驚人，最多可達我們每天能量需求的四分之一，雖然其重量大約只占我們體重的 2%。我們連情緒都能經由腸道感受到，像是有些人只要一緊張就會拉肚子，因此腸道與大腦的關係極其密切。回到我們剛才討論過的有些腦科學家持化約論的觀點，如果他們說「人的生命不過是生物化學」的看法是對的，那麼腸道確實也是一種「腦」。因為在我們的腸道裡，同樣也有神經元。只是幾個神經元並不能構成腦，或者換一種說法：大腦並不是一種成功社會化的腸道，它的本事遠遠比那更高。

Q 在我們的中樞神經與血液循環系統之間，存在著一種器官性障礙，也就是所謂的血腦障壁。它的明確作用為何？

我們的大腦無時無刻都在運作，它需要許多能量，因此新陳代謝特別活躍。不過由於它也極度挑剔，若想讓它順利運作，腦神經細胞所需的環境，就必須嚴格管控。血腦障壁就

是在保護這個環境。在這個機制裡，有各種細胞在積極調控哪些物質可以或不可以通過這個障壁。它嚴密把關，不讓任何有害物質經由血管進入大腦；它也負責讓腦內保持恆溫，並維持穩定的化學位能及電位。拜血腦障壁之賜，大腦能過濾出有毒的分解物，並被完全隔絕在某些藥物之外。

Q **大腦是怎麼知道我的汽車引擎蓋有多長，即使我根本看不到它的全貌？外科醫師在進行微創手術時，又為何能如此精準地操作儀器，彷彿需要動刀的部位就直接在他面前一樣？是大腦裡的什麼東西，讓我們幾乎與引擎蓋或外科醫師與手中的器械合為一體？**

如果我們得遮住眼睛來執行這些任務，結果就不會那麼令人滿意了。其一是我們用雙眼觀看時所產生的景深感，讓人知道引擎蓋有多長，以及在微創手術中得如何操作儀器。另一個原因則是大腦會累積經驗，於是我們便愈來愈熟能生巧。假如我只用一隻眼睛來開車，有十之八九的可能性會把車身撞凹。但生來就只有單眼具備視力的人，由於別無選擇，因此開車時也能只用一隻眼睛。

如果我坐在駕駛座上，只用一眼連續觀看幾個月，我的大腦會慢慢習慣，並再度發展出一種具三度空間立體感的視覺，那麼或許我也能用單眼駕駛並安全上路。所有的這些例子，都顯示了訓練與重複在我們大腦裡的作用。如果想在某方面真正擅長，就得完全專注地做這方面的事。每件事都做一點雖然富

於變化、多采多姿，但你不會專精於任何一行。

Q 我們能從大腦看出年齡嗎？

從磁振造影、電腦斷層圖或在手術檯上，我們可以大約判斷出一個腦的年齡。假若我對一位不知道年齡的病人動刀，也應該辨識得出他是五歲、二十幾歲、四十幾歲或八十幾歲。像是腦的容量與其皺褶呈現的方式等特徵，並非在所有的年齡層都一致。而且大腦的趨勢是隨著年齡增長，容量會遞減。如果我們想一輩子對它好，應該要每十年就學點全新的東西，像是開始彈一種樂器、學一門新的外語，或嘗試一種新的運動類型。「挑戰」具有對抗大腦提早老化的效果，它能在我們老化的過程中，不斷改善大腦的功能。

Q 除了學習之外，還有什麼在老年時對大腦有益？

避開對它有害的一切：像吸菸、高血壓、高血糖、膽固醇過高、過重。

Q 每個人都有可能成為諾貝爾獎得主嗎？

或許不見得每個人都能夠成為開創性發明或發現的研究工作者，然後獲頒諾貝爾獎。但我相信，學有專精，人各有所長。能夠選擇一項把它做到完全精通、出類拔萃的工作，當然是一種莫大的榮幸，但並非所有人都能做自己最在行的事。那些有機會這樣做的人，就應該要依循自己的性向及天賦而活。

而我們都應該要支持這樣的人。

Q 德國神經科學暨精神病學家曼弗瑞德・史匹策（Manfred Spitzer），在《數位失智》（*Digitale Demenz*）一書中，認為新型媒體會毀掉人類的理智。你的看法是什麼？

數位世界讓我們有了另一種處理資訊與知識的方式。然而，我們對很多事知道得更多，對專門領域卻知道得更少。因為這些新媒體，我們辨識關聯性的能力可能已經衰退，或許也失去了深入探究它的能力。我們無力抗拒這樣的科技發展，如果想改善情況，就只能學習如何使用它。不過，對此我們得好好運用自己的腦袋，「思考」這件事可不能放手讓給科技來做。我對大腦很有信心，它不像心臟是個幫浦，而是一種能適應新情況且不斷在學習的器官。

Q 我們今天幾乎不再用手寫字了。這對大腦會有什麼影響？

大腦掌管手寫能力的那部分神經網絡，肯定會因此有所變化，至於會如何變化，我們還不得而知。那些以十指打字的人，會發展出只用一手寫字的人所沒有的神經網絡。在外科的領域裡，我們愈來愈常透過內視鏡來進行手術，或仰賴電腦的輔助。外科醫師從電腦螢幕上看見自己的手部動作，腦中則形成一個促使手－眼－螢幕協調運作的神經網絡。這就是大腦的優點：它不是永久固定不變的，它會自我調整以配合生活與科技。舉一個老掉牙的例子：今天幾乎沒有人背得出電話號碼

了，因為這不再需要，所有號碼都存在我們的手機裡。我們現在必須知道的是如何操作手機，這也變成了一種技能。

專家簡介　路卡・雷格里（Luca Regli）

　　出生於1962年，在洛桑（Lausanne）大學就讀醫學，畢業後獲得全額獎學金至美國羅徹斯特市（Rochester）的梅奧醫學中心（Mayo Clinic）研究進修，專門領域為以顯微手術治療高度複雜的腦疾，如切除腦部腫瘤或動脈瘤之類的腦血管病變。1995年獲得瑞士醫師聯盟（FMH）認可之神經外科專科醫師資格，之後任職洛桑大學醫院主治醫師。2008年至2012年以烏特勒支（Utrecht）大學醫學中心神經外科教授的身分，掌理荷蘭最大的神經醫學醫院。2012年起任職蘇黎世大學教授，並擔任蘇黎世大學醫院神經外科主任。

相關研究：www.researchgate.net/profile/Luca_Regli

附註

① D.T. Neal, T.L. Chartrand : "Embodied Emotion Perception: Amplifying and Dampening Facial Feedback Modulates Emotion Perception Accuracy". *Social Psychological and Personality Science* (2011), 2(6), S. 673~678.

Chapter 5

思考和儲存在大腦裡並不是分開進行的過程

腦神經學家暨世界記憶運動競賽數屆冠軍鮑里斯·尼可萊·康拉德（Boris Nikolai Konrad）知道，當我們有個字在舌尖上卻說不出來時，大腦是怎麼一回事，還有人為什麼會記憶錯誤。

Q 記憶是什麼？

記憶一方面是知識儲存的場所，它也是大腦把資訊（不管任何形式）重新提取到意識中的能力。而「把記憶看作場所」這個定義，對腦科學家來說特別有意思。

Q 原因是什麼？

如果有一個地方是儲存記憶的，那它會在大腦的哪裡？

Q 你認為會在哪裡呢？

這個問題並不容易回答。其實儲存記憶的並不是「某個」場所，也不是只有「這個」記憶，而是有許多不同的記憶系統。因為我們在銘記動作程序這類訊息的方式，跟記住人生經歷或學習外語時的記憶法不同。

Q 所以這些記憶系統是散布在整個大腦中嗎？

思考與儲存在大腦裡並不是分開進行的過程。每個神經元的運作方式，都是透過突觸與其他神經元保持聯繫。在那個過程中，新的連結會形成，或是既有的連結會增強，當然，如果連結不再被使用，也可能會消失。而對於這種連結的變化，我們就把它稱作學習或記憶。由於每個神經元的運作都是在尋求與其他神經元產生連結，可以說大腦的所有神經元都參與了學習。當然，有些腦區對記憶扮演著比其他部位更重要的角色，但這並不意味著訊息最後會被儲存在那裡。

Q 記憶是如何構成的？

就最上層的結構而言，我們將它區分為「外顯記憶」與「內隱記憶」。基本上，所有我們很清楚知道自己學過，而且也能相應陳述出來的東西，全都屬於外顯記憶。至於那些我們不會意識到但學過的重要事項，都屬於內隱記憶，好比動作程序。走路這個動作是怎麼一回事，我知道我學過，但是當我走路時，並不需要特意把這種程序資料提取到記憶中。

外顯記憶中，又可以再分為「情節記憶」和「語意記憶」。益智問答節目類的知識，就屬於後者：當一個人被問到「法國的首都叫什麼？」，「巴黎」這兩個字便會立刻浮現在他的腦中。如果不被問起，或許他根本不會想到巴黎。因此，這需要有一定的刺激，它得進入記憶中並傳遞訊息。

在情節記憶裡，儲存的則是過程與情節，例如個人的經歷、感覺以及對人的回憶。就像當我回想我們的談話，我會記得自己掀開了筆記型電腦，Skype 得更新的訊息冒出來時，讓我嚇了一大跳，而我在一分鐘內把它搞定後，便鬆了一口氣；我還會記得我們聊了天，我希望能記住你的名字。

然後或許哪天我又見到你了，但我可能只記得名字，卻不再能把它跟這場對話聯想在一起。這意味著：你的名字從我的情節記憶漫遊進了語意記憶裡。這兩種系統彼此會產生連結，但在結構上卻被研究記憶的專家切分開來。

Q **過去我們會提到「短期記憶」，今天卻更常說「工作記憶」。這兩者有何不同？**

　　許多腦科學研究者並不把短期記憶視爲獨立的結構，而是把它看作成爲長期記憶前的初階記憶。工作記憶則完全不同，這裡保留的主要是經由感官獲取且引起我們注意的訊息。不過，來自長期記憶的訊息，例如已儲存的知識或回憶，也會進入工作記憶。這個過程會促使長期記憶變得不穩定，因爲從長期記憶中提取一個訊息到工作記憶後，它在那裡會與新印象產生連結，進而發生改變。人的工作記憶大約能暫存七件事，不過只能維持幾分鐘。

Q **所以記憶究竟是如何運作的？**

　　我們知道，個別的神經元是透過每秒同時被刺激活化數百次來學習，因爲這會改變它們的連結。我們也知道，海馬迴對形成訊息非常重要。透過海馬迴，人能夠對一天當中所有湧進大腦的訊息，產生一種概觀全覽，然後對它加以處理並過濾，再從中篩選部分出來。我們的記憶有很大一部分就是透過分類及基模（Schema）[①] 來運作。也就是說，它始終在設法調整校正。假若我的一個新經歷，跟原先既有的模式一致，所有相關訊息便會相對地被快速處理，不過許多細節在這當中便會有所疏漏。

Q 能請你舉例說明嗎？

如果我今天去採購，就像平常總是在做的那樣，短時間內我只會記得這天去了超市，但不會記得自己買了什麼。可是，假如那天我在排隊結帳時有人昏倒了，這個意外插曲便會固著在我的記憶裡，因為它違反了採購模式，所以產生標記。我甚至很可能在未來的一段時間裡，都會記得那天的購物車裡放了些什麼，至少會比購物只是例行公事的其他日子清楚得多。

Q 你多次榮獲世界記憶競賽冠軍，記憶要如何訓練呢？

有許多東西是我們原本就得非常費力才記得牢，因為它們的內容純粹只是文字或符號意義，好比名字、電話號碼、密碼或外語字彙。但是，如果我把這些東西轉化為經歷、圖像、故事或地方，就會變成是在使用我原本就有的記憶系統。記憶訓練的重點是在學會技巧，例如 Mnemotechnik 這種記憶術，mnéme 是希臘文，指的就是「記憶」。以這種記憶術把內容轉化為圖像，它們就會變得可以掌握。具體地說，當我在記憶訓練中用五分鐘記住了一個數字，我的腦袋裡最後儲存的並不是數字，因為我把數字轉化成圖像了。我剛才看到的那隻從筆記型電腦前跑過去的貓，代表 701 這組數字，筆記型電腦則是589，所以701589便意味著：貓跑過了筆記型電腦。如果現在我想起這個畫面，就能夠把它重新再轉譯回這組數字。

Q 大腦如何讓來自周遭環境的訊息成為記憶，並儲存在長期記憶裡？

進入工作記憶的訊息，在那裡會被篩選、分類，然後傳送到長期記憶裡。但這些記憶此時還不穩定，它們還得先經過鞏固作用，而這發生在我們夜晚睡覺時。還有一種作用也是在睡眠中進行：我們白天在學習時大腦所經歷的活動，也就是神經元以某種特定順序發射電流，在夜晚會重新上演，並同時在長期記憶裡建立起印象，以使訊息固著在那裡。

Q 如果對此我們最需要的是長期記憶與工作記憶，短期記憶的作用到底是什麼？

如果大腦在訊息進來時，還無法判斷它之後是否有用，就會先暫時保留這個訊息。例如，在第一次看見某個新面孔時，我可能還不知道這是個碰巧路過的人或是新同事，於是這個「新面孔」的訊息，便會先被保留在短期記憶裡備用。假如這件事之後不再發生，這筆資料便會被剔除；但如果後來我又遇到這個人五次，我的大腦便會注意到：「等等，這個印象在重複，或許這個人是重要的！」這就是為什麼我們需要短期記憶。不過它當然沒辦法記住一切，而且這樣做也沒什麼意義，因為我將不只記住某些人，而是會記住所有曾經見過面的人！短期記憶大致是以一天為週期來進行刪除整理。

Q 大腦是如何將儲存在長期記憶的訊息，提取到意識裡？

我們的想法是，海馬迴裡存在著某種類型的索引，而那裡面列出了可以在哪裡找到哪筆訊息。不過，海馬迴應該不是唯一具有這種功能的地方。海馬迴受損的人（例如因某種疾病），會失去建立長期記憶的新能力，但即使如此，他還是有辦法取得自己在生病前所儲存的訊息。因此我們推測，大腦的額葉裡也存在著可以像索引一樣運作的資料欄位結構。比方說當我們看到一隻貓，這個索引就會幫我們快速判斷，就外型而言這是一隻貓。總之，最後要緊的是：經由連鎖啓動效應，我們從索引中叫出了訊息。不過，因爲磁振造影掃描不到這些儲存記憶的地方，記憶效能也不是可以在培養皿上研究的東西，我們對此還所知甚少。

Q 為什麼我們的記憶只能回溯到大約三歲左右？

人出生後那段時間的大腦，還處在一種強勁發展的狀態。譬如神經細胞會在頭三年猛烈增加，一個三歲孩童會比成年人擁有更多的神經元。幼童的腦必須學習如何控制身體，他得學會爬行、走路、吃飯、喝水，把它們從反射性行爲變成由意識控制的行爲。就演化觀點而言，這些事都明顯比儲存記憶更重要。三歲之後，大腦會發生重大的結構重組，而記憶系統的建立便是其中之一，這對我們獲得知識極爲重要。所以，如果有人說他記得自己一歲時發生過的事，這在科學上幾乎是完全不可信的。事實上，很有可能是因爲有人不斷反覆跟他說起這個記憶。

Q 我們無法記得自己三歲之前的童年，可是發生在那段時間的創傷，卻會被儲存在大腦裡。這是為什麼？

在日常生活中特別突顯的事件，不管是喜悅的或創傷的，都會比其他訊息更被加強處理。孩童對這種記憶的儲存方式或許與成人不同，卻還是能在孩童遭遇可怕或悲傷的事件時，引發他們的恐懼感。就像父母有一方離開家庭，或小時候曾經吃東西噎到而快要窒息，都可能成為創傷的來源。有人甚至因此一輩子對某種食物存在恐懼的陰影。

Q 當我們想說的話明明就在舌尖卻說不出來時，腦子裡到底發生了什麼事？

關於這一點，學術界有兩種理論各持己見。對我而言可信度最高，而且應該是大部分學者會採納的主張是：每個神經元都有許多對外的連結，當我們試圖透過其中某個連結去搜索訊息時，有些連結正好特別活躍，那麼被找上的就會是這些高度活躍的對外出口。然而，我們真正需要的卻是另一個，於是你愈是苦思那個就在嘴邊的字，這些現有的連結就會活躍得愈久，你找到出路的可能性也就愈小。

在這種情況下能幫忙解套的，就是想別的事情。這樣一來，那些負責把訊息從某個神經細胞傳遞給下一個的神經傳導素，便會被解除，神經元的所有對外出口就會重新擁有同等的機會來傳遞訊息。

Q 為什麼我們有時候對某個熟人的名字就是想不起來呢？

　　臉部記憶只侷限於大腦的特定區域，也就是在梭狀臉孔腦區（Fusiform Face Area）。如果不使用記憶技巧，那麼在這個腦區沒有太多神經連結的情況下，要找到正確的名字是有困難的。我會試著透過字母來找到目標，例如從 A 開始，像 Anja、Anita、Angelika，然後是 B，如 Brigitte、Beatrice、Bärbel。以這種方式，或許我就能想起那些名字的臉，因此也就找到了那張臉的名字。

Q 有些人即使不用記憶技巧，也可以立刻說出對方的名字。這是如何辦到的呢？

　　可能是他們在這方面非常老練。那種能夠毫不遲疑就以名字問候對方的人，可能從小就對人的面孔和名字很感興趣。相較於其他人認為「能不能記住名字沒那麼重要」，他們則掌握了許多基本技巧。而名字認識得愈多，就會愈容易記住。我在訓練人們記憶名字時，第一個步驟通常非常簡單，但效果非常顯著：先相信這是做得到的，然後注意聽，並說出你剛認識的這個人的名字。

Q 但這麼做對增進人名記憶來說應該還不夠，我們在這之外還能怎麼做呢？

　　想像出一個有畫面的故事很有用。譬如當我向某個人自我介紹「嗨！我叫鮑里斯（Boris）」，這個人最好能試著想像看

到一個「行動中的我」。舉例來說，他可以想像我手裡拿著網球拍，身上穿著鮑里斯・貝克（Boris Becker）球迷的T恤，好讓我的名字烙印在他的腦海。想像的畫面對大腦的效果，跟真實畫面一樣強。

Q 那些經常跳脫框架思考的人，大腦是如何運作的？

據我所知，關於這方面並沒有明確的研究。那種能打破常規思考的人，通常被認為能讓新點子跟儲存在記憶裡的意念產生連結。這是可以訓練的。你可以打開報紙，找一篇跟自己的興趣沒什麼關係的文章來讀，然後試著建立起它跟你的興趣之間的關聯性，如此一來，這兩者便能彼此激盪，新的點子或想法也會跟著出現。能跳脫框架思考的人，可能非常熟練於把彼此不相關的事匯集到工作記憶裡，並讓它們碰撞出新創意。

Q 為什麼記憶會發生錯誤？例如在目擊證人的證詞裡。

我們希望一件事有完整的全貌，但其實並不知道所有的細節，因為在每次敘述時，都有部分細節會消失不見。不過這也很合理，否則我們的大腦將會超載。好比如果我現在試著記起某件事，並發現事件情節有所缺失，這些空白就會自動被細節填滿。只要某個細節聽起來是可信的，它就會被儲存起來，即使事情根本不是這樣發生的。這是大腦本身的一個強項：它會盡可能記住許多訊息，而短缺的部分就用可信的細節補上，只是這個優點也很容易出錯。

假設你目擊了一場車禍且肇事者駕車逃逸，目睹意外事件讓你驚嚇不安，案發當時的視線也不是很好，但是你看見了那輛車。如果現在你被問起車子的顏色，而你回答紅色，這的確可能是事實。但如果有另外兩個坐在一旁的人說：「不不不，是咖啡色！」然後隔天，又有人問起你那輛肇事車輛的顏色，你可能也會說它是咖啡色，因為你把那兩個人的訊息植入了自己的記憶裡。

美國心理學家伊莉莎白‧洛夫圖斯（Elizabeth Loftus）在對人們的記憶做過無數次實驗後，發現錯誤印象是可以被植入記憶的。因此，即使是目擊證人的證詞，也可能經不起考驗。

可信度同樣脆弱的，還有被害者的口述報告。有時不當的詢問方式，也會釀成大禍，例如在性侵受虐案件中。假若有個人意識到自己小時候曾遭受虐待，而案情爆發後又牽扯到當時可能還有其他受害孩童，於是那些可能的受害者便會被找來不斷反覆詢問：「會不會有些事你不記得了？你再好好想想，他是不是摸了你不想被摸的部位？」於是，這些被詢問的人開始回想，而他們的腦袋會編造出一個情節與此相符而且自己也相信的故事。結果，這些如今已長大成年的人，就因為一個在臆測下硬被擠出來、但其實從未發生的經歷，而遭受到創傷。

洛夫圖斯在她的研究中也指出，我們的大腦喜歡事情具有一致性。所以，如果現在它不記得某些內容，又從其他地方得到似乎可信的細節，大腦就會把這些部分填進記憶裡。

Q 我們的記憶是個容量無限的儲存庫嗎？

許多人都把記憶想像成一種儲存量有限的磁碟，事實上它的容量無限，而且我們的大腦會不斷刪除許多細節。我們知道得愈多，就愈容易學到更多。我從來都不需要去想我是不是學得太多，或我的「記憶體」裡是不是還有足夠的空間來裝剛才所學的那些。大腦神經元的連結數量是如此龐大，即使有這麼多的記憶訓練與經歷，大腦也從未爆滿到超過臨界點。它不斷在自我重整重組，想辦法隨時備有足夠的容納空間。

Q 為什麼人在年老時，發生在遙遠過去的事件會比昨天或前天的事件更歷歷在目呢？

一個人的年紀愈大，一生所經歷的印象特別深刻的事就愈多。而這些經歷會比平凡的日常被更生動地記住。較年長的人體驗過更多旅行，應該也已經有一些親人及老友過世。因此，即使是讓人感動的新事件，在他的感受中都不如同類事件的人生初體驗那樣精采強烈。

Q 什麼是記憶基模呢？

記憶基模是讓人能夠再辨識出事情及概念，並將其整理歸類的結構。例如，一隻鴨子在我們的認知預期中，應該會出現在池塘或動物園裡。這個基模位在人腦的前額葉皮質，我們可以快速從那裡取得訊息。

Q 在這個所有知識幾乎都能隨時隨地獲取的時代，訓練記憶技巧有意義嗎？

非常具有意義。正因為人們知道可以期待隨時隨地都取得資訊，所以腦袋變懶、變遲鈍了。它吸收處理更少的知識，也產生更少的創意。我們知道得愈多，就愈容易學到更多，因為大腦裡的神經網絡已經連結得非常緊密。而你也可以這樣反過來看：擁有的知識愈少，能學到的也就愈少。假若我忙著研究一件事，卻只是找出而不記住相關事實，之後就會因為這個既有的知識網絡是如此貧乏有限，沒辦法輕易地把值得深思且對解決問題來說很重要的新細節，納入既有的知識裡。記憶術並不會讓知識被儲存的方式有所不同，但這種技巧會促成一種結構，讓知識更容易再被大腦找到。

Q 網路對我們的記憶有何影響？

網路本身對我們的大腦並不會怎樣，得看我們是如何使用它。如果只是在網路上查閱資料，卻從不對其多加思考，大腦將愈來愈無法像過去那樣全神貫注；但人們也可以利用網路上的記憶訓練平台，來強化自己的大腦，然後更快地把新發現的知識跟原有的知識連結起來。拜網路之賜，今天我能夠以一種比過去更快的方式，找到那些讓我想吸收到自己知識網裡見解高明的學術評論。

Q 「靈光一閃」是怎麼產生的呢？

人類的大腦並不是只在我們想叫出某些訊息時才活躍著，它不管任何時候都在忙自己的事。我們休息的時候，大腦反覆循環某種啓動模式，而在這種狀態下，偶爾就會突然有個訊息被刺激活化了。如果它碰巧跟另一個正在工作記憶中的訊息產生連結，一個很棒的點子可能就會應運而生。一個先前不存在的連結突然形成，這是我們大腦的強項之一，人工智慧就做不到這一點。

Q 大腦需要什麼才能夠有創意？

它需要有時候能天馬行空思考的自由空間，需要能讓血液順暢流通的足夠的水，也需要糖分與氧氣。所以在工作和學習時保持房間空氣流通、喝水、起身活動一下，所帶來的效果就很好了。

Q 要怎樣才能讓大腦發揮最佳效能？

這很困難。雖然有一些藥或不同的提神添加物，但它們的效果全都不像許多人所想的那麼棒。我們在位於奈梅亨市（Nimwegen）的唐德斯研究所（Donders Institute），曾為記憶訓練開發一些課題，然後運用在柏林的夏里特（Charité）醫學院有關大腦用藥的研究裡，目的是想知道某兩種藥物與咖啡因對記憶效能的作用。[2] 結果發現它們的效果非常有限，而且只有在記憶表現原本就比較弱的人身上，才會展現效果，這些物

質確實幫他們提升了一點專注力。至於對那些專注力原本就不錯，或甚至優於平均水準的人，不管是藥物或咖啡因，都沒有產生額外的作用。其實正常情況下的大腦，就會發揮自己的最佳效能。想透過健康的飲食、運動或充足的水讓它施展更多，很難有什麼成果。

Q 所以我們沒辦法靠飲食來讓大腦變聰明？

沒錯，不過把大腦吃笨倒是非常可能的，垃圾食物和劣質脂肪對大腦都非常不利。最好的飲食，就是依照營養師的建議來做。素食者則必須知道如何以替代品補充肉類或其他動物性食品裡的營養。

Q 解答謎題或玩桌上益智遊戲這類大腦運動，會讓人變得聰明一點嗎？

十年前有一項大型研究的結論正是這樣認為，當時還引起許多關注。然而，在那之後以此為根據所進行的研究，卻發現了各不相同的結果。許多學者說這類腦力鍛鍊一點用都沒有；另一些人則認為，太常有人發現某種正相關，所以我們不能輕易忽視它。可以確定的是，只有當大腦真正被挑戰時，這類鍛鍊才會有點效果；如果我所解答的謎題都很相似，就只有剛開始時會有點作用。

專家簡介　鮑里斯·尼可萊·康拉德
（Boris Mkolai Konrad）

　　1984年出生於德國波鴻（Bochum），是腦神經學家、物理學家與記憶專家。與其團隊曾多次贏得記憶運動競賽世界冠軍，本身在人名與字詞記憶項目也是三項世界紀錄的保持人。著有三本與記憶技巧、記憶訓練及大腦之奧祕有關的書：《完美姓名記憶法》（*Das perfekte Namensgedächtnis*, 2011），《超級大腦－跟世界冠軍一起記憶訓練》（*Superhirn-Gedächnistraining mit einem Weltmeister*, 2013），《一切都在我腦袋裡》（*Alles nur in meinem Kopf*, 2016）。2014年起任職於位在荷蘭奈梅亨市的唐德斯大腦、認知與行為研究所，主要研究非凡頂尖記憶力的腦神經基礎。

相關研究：www.researchgate.net/profile/Boris_Konrad

附註

① 譯註：基模是人的一套思維或行為基本模式，人會以此來為自己透過感官所接收到的訊息分配含意，並組織訊息類別。

② M. Dresler, A. Sandberg, C. Bublitz, K. Ohla, C. Trenado, A. Mroczko-Wasowicz, D. Repantis: "Hacking the brain: dimensions of cognitive enhancement", *ACS Chemical Neuroscience* (2018), 10(3), 1137-1148.

Chapter 6

那種能夠很快抵達大腦的物質，
也會很快就讓人上癮

腦神經學家凱特琳‧普雷勒（Katrin Preller）與
藥理學家尚馬克‧弗利奇（Jean-Marc Fritschy）
告訴我們，毒品是如何影響大腦，以及毒癮是怎
樣形成的。

Q 海洛因對我們的大腦有何作用？

普雷勒：海洛因會與類鴉片受體（Opioid Receptor）對接。這種受體主要是負責讓我們比較不會感覺到疼痛（例如受傷時），在所有神經元上都找得到，而神經細胞彼此間的訊息交換也需要它。簡單來說，當一個神經元裡有動作電位產生，這樣的電流訊號會被傳送到下一個神經元。然而，兩個神經元之間，存在一個稱為「突觸間隙」的小缺口。當動作電位來到第一個神經元的末端，神經傳導物質（也就是可以幫動作電位跨越這個空隙的訊息素）會被釋放，與接收方神經元的受體對接，然後進一步刺激或阻斷這個神經元反應。

現在，假若海洛因來到了這種類鴉片受體，我們會感到舒適放鬆，不再有疼痛，之前還讓人憂鬱不已的負面情緒，也會一掃而空。由於海洛因大多以注射或吸食獲得，因此其成分幾乎轉瞬間就能抵達大腦，反應非常快速。在醫療上常被用來止痛的嗎啡，也是在很短的時間內就會產生作用。不過，這有一個影響深遠的後果：能夠很快抵達大腦的物質，也會很快就讓人上癮。美國目前就身陷這樣的大麻煩，因為醫師太常開給病人含類鴉片成分的強效止痛劑，以致許多病人用藥成癮，一場類鴉片藥物的流行病正在蔓延。

弗利奇：下面這個例子，或許能讓我們更了解受體的概念：當人吞下一顆藥錠之後，其中所含的一毫克或劑量更少的有效物質，雖然會散布到全身，卻只會有一種極為專門的藥效。這說明了藥物會瞄準特定受體來結合，並在那裡發揮它應有的效果。

Q 這對吸食海洛因又意味著什麼呢？

弗利奇：當我們回顧歷史，就會看到海洛因與嗎啡在化學屬性上的關係非常密切，而這兩者也確實有著類似的強烈作用。由於只要非常低劑量的嗎啡就能有效舒緩疼痛，1970年代住在巴爾的摩的所羅門·斯奈德（Solomon Snyder）教授便有了這樣的想法：我們的大腦裡，必定存在著一種能與嗎啡結合的藥物受體，才能讓它在如此低劑量下產生效果。不過，這種想法在當時的學術界遭到質疑，他們認為，大腦沒有嗎啡這類植物成分的容身之處，換句話說，它根本不可能天生就具備嗎啡的受體。

然而，斯奈德還是繼續尋找著大腦裡的這個受體，以及人體自身使用這個受體的物質是什麼，進而發現了類鴉片受體與腦內啡。腦內啡是一種蛋白質，跟海洛因與嗎啡一樣，都能非常明確地活化大腦中的類鴉片受體。因此，它也跟海洛因與嗎啡一樣，能引發一種生化反應，影響了腦細胞的受體，此細胞的功能也隨之改變。海洛因的鎮靜、止痛與讓人得到欣喜快感的效果，就是這樣形成的。不過，由於它會很快讓人上癮且改變人的精神心性，因此並未獲准做為醫療用藥。在化學關係上可算是海洛因之前身的嗎啡，在這方面的風險就低得多。

Q 幾年前，我曾在一篇有關疼痛療法的文章上讀到，以嗎啡作為鎮痛劑應該不會有成癮的問題，因為大腦會讓嗎啡與疼痛產生連結，所以只要疼痛不見了，我們的身體就不會

再渴望這種類鴉片藥物。是這樣嗎？

普雷勒：不管任何藥物，我們都應該要注意它是在哪種情況下被服用。大腦不見得會把醫師開來緩解疼痛的嗎啡，像獎勵效應那樣聯想在一起；獎勵效應的例子之一是，在下班後喝杯啤酒或到夜總會開派對。作為止痛劑，嗎啡有非常特定的作用，這一點我們的大腦會注意到。問題的開端在於，病人把醫師開的嗎啡鎮痛劑帶回家，並隨自己的需要來使用，譬如在開一場具挑戰性的會議之前，或是小孩讓人疲憊不堪之時。

Q 海洛因曾經是一種藥物吧？

普雷勒：是的，海洛因在十九世紀末曾經是止咳藥，它被認為不像嗎啡這類止咳藥會讓人成癮，是一種比較好的替代選擇。人們以口服方式把它吞下，由於口服藥物經人體吸收進入血管的速度很慢，因此確實不見得會成癮，或許頂多有點輕飄飄的感覺。然而，大家很快就明白，這根本是想用它來除去禍害，結果卻迎來更可怕的禍害，因為許多人為了得到更快的藥效，開始以吸食或注射的方式攝入海洛因，於是從此上癮，再也脫離不了它。

在使用海洛因這件事上，不只藥物成癮是個問題。要是吸食過量的話，它會癱瘓呼吸中樞，還有受污染的注射器和摻入雜質成分不純等問題。在蘇黎世的普拉旭匹茲（Platzspitz）與雷騰（Letten）這兩個公然出現吸毒場面的地方被掃蕩後，人們以控管的方式提供海洛因給那些成癮者。這當然不見得能讓

他們恢復健康，但至少能讓他們比較正常地運作。成分很純的海洛因，在精準劑量的供給下，不會在一夜之間就毀掉吸食者。

Q 假若我每天都吸食純海洛因，還能像現在這樣工作嗎？好比寫文章、做採訪？

普雷勒：時間一久，你的大腦就會有所變化，你可能會開始成癮，不過樣子看起來應該還不至於太慘。海洛因在注射完後會立刻產生效應，你會完全放鬆，覺得溫暖舒適，會忘記所有的煩惱，但也會完全沒有工作效率。你得等它的作用退去後，才能再投入工作。不過，最慢在隔天，你又會需要再來一點。而問題就是從這裡開始：拿不到海洛因時你該怎麼辦？你會沒辦法工作。此外，你是否負擔得起長期消費海洛因？還是為了籌錢，你必須鋌而走險去犯罪？這些都是問題。

Q 像人工致幻劑LSD① 這類能擴展意識的藥物，是如何在大腦裡產生作用呢？

普雷勒：我很懷疑是否該用「擴展意識」這個詞，因為我不確定擴展意識指的究竟是什麼，它並非醫學用語。我只會用「擴展意識」來描述在全然陌生的國度進行一段長途旅程這類的經驗。我們可以確定的是：LSD與賽洛西賓（Psilocybin）② 一樣，都能改變人的意識。這兩種物質都會讓我們暫時沉浸於另一個世界，許多試過這類藥物的人，對自己所經歷的狀態都

有「豐富充實」的感受。

在LSD和賽洛西賓這兩種物質上，我們得再次提到「受體」。由於這類藥物通常採取口服，因此大概需要三十分鐘到一個小時的時間，才會抵達大腦。LSD和賽洛西賓的作用非常類似血清素這種大腦裡的傳訊物質，但是它們會特別鎖定血清素系統七個受體類別中的「血清素-2-a-受體」給予刺激。它們在這個受體上會發揮最大作用，然後引發迷幻的效果。使用者的視覺與自我意識都會改變，經常有身體消失、自己與世界融為一體的感覺，也經常產生強烈但大多正面的情緒。

由於我們想知道整個腦部在此刻除了受體之外還發生了什麼事，便檢驗了人們在服用致幻劑之後的反應。結果顯示，他們的視丘在用藥後運作反常。視丘是負責篩選我們對周遭世界的重要感覺，然後將其繼續傳送至大腦皮質裡使人意識更加敏銳的腦區。現在，視丘會傳送更多訊息到皮質，而這些訊息在皮質也會被以不同的方式來處理。我們看到，此時主要是那些負責感官知覺的腦區，彼此會非常劇烈的互動，至於負責把整合的訊息拼接成完好全貌的腦區，則已經無法再好好協調運作。或許這就是服用LSD或賽洛西賓的人，認為掛在牆壁的畫會動的原因。

弗利奇：LSD這類的致幻劑，不是擴展意識，而是改變人的意識。在LSD作用下的大腦會產生幻覺，知覺也會同時扭曲，譬如有人相信自己能飛。正常情況下的大腦，非常擅長靈活過濾我們的感官知覺，而LSD把這個功能關掉，允許大腦

去感受最狂野的念頭，彷彿它們是真實的一樣。我們平常不會去想自己能不能飛，因為知道這根本不可能。有時候，這個過濾功能會因為疾病（例如腦溢血）而被破壞，於是便可能出現有人在穿上藍色襯衫時，認為自己是一隻魚的狀況。我們的大腦會玩把戲，不過它擁有高效的管控機制來抑制這些把戲。而LSD會影響這個機制，並削弱它的功能。

Q LSD目前在精神病學上似乎又再度受到重視，是嗎？

弗利奇：LSD確實被嘗試用在焦慮症或有創傷經歷的患者身上，希望透過弱化其大腦的過濾功能，使他們能再度正向思考。人類的大腦記憶功能，原本就更能記住正面而非負面的經歷。然而，這在遭遇過創傷的人身上剛好相反，他們再也擺脫不了負面記憶的糾纏。

Q 普雷勒女士，你剛才提到了在LSD藥效下高度正面的情緒，那麼「恐怖旅程」（Horrortrip）又是怎麼一回事呢？

普雷勒：在服用致幻劑這件事上，你很難去預測會出現哪些效應。當大腦已經無法再靈活過濾來自周遭環境和自身發出的訊息，此時當事人是如何感知這個世界，就有了最大的影響力。假若我在吞下LSD或賽洛西賓之前就已經充滿恐懼感，或置身在一個混亂的場所，覺得很不舒服或不喜歡那裡的人，這些感覺在致幻劑的作用下都會被放大增強，於是就可能發生服用者出現強烈恐懼感的現象，而他們把這種經歷描述為「恐

怖旅程」。當我們在醫院裡使用這種藥物來進行研究時，通常會營造令人愉快的氣氛，並留意使研究人員與他們負責照顧的受試者間能彼此信任。所以這種強烈的恐懼感非常罕見或甚至從未出現過。

Q 據說有些人可能再也沒辦法從這樣的恐怖旅程脫身，這是真的嗎？

普雷勒：在我們的研究中，我還沒見過這種情況。不過，有精神疾患傾向的人在LSD或賽洛西賓這類藥物作用下，確實有可能會經歷更顯著的精神病症，或因被觸發而精神病發作。所以任何有精神疾患跡象，或一等親家屬裡有思覺失調症及某種精神疾患的人，都不在我們研究的受試者人選考慮之內。

Q 你對LSD及賽洛西賓進行的研究，③ 得到了哪些結果呢？

普雷勒：我們在醫院讓參與研究的健康受試者服用LSD及賽洛西賓，已經大約有二十年之久，目的是想了解「血清素-2-a-受體」對致幻劑如何反應。我們想觀察並釐清它們出現的效應，也想知道是否能以這種藥物來治療精神疾病。2019年，我們往前跨出了一步，開始試驗以賽洛西賓治療憂鬱症的效果，而這個研究目前還在進行中。

此外，我們還在規畫另一項研究，希望能夠以賽洛西賓來治療酒精成癮者。把致幻劑當成藥物來治療成癮病人，有相當

廣泛的歷史背景：早在1950年代，LSD就曾被用來治療酒精成癮的問題。甚至連匿名戒酒會（Anonymous Alcoholics）的創辦人，都考慮過把LSD納入他們的治療概念，雖然後來他放棄了這個念頭。而在此同時，幾個新的小型研究也顯示，LSD確實像賽洛西賓一樣，對酗酒者具有某種程度的治療潛力。

Q 正在進行中的有關賽洛西賓的研究，是否已有初步結果？

普雷勒：從我們至今公開發表過的研究來看，憂鬱症患者確實明顯受益於這種治療方式。不過在這些研究中，不管是病人或其照護者，都知道藥方是賽洛西賓；而我們最新的研究，則是全世界在這方面第一個採取雙盲與安慰劑控制的試驗。目前感覺病人的狀況都很好，不過，這次無論是我們或病人都不知道誰服用的是賽洛西賓、誰服用的又是安慰劑。一切得等研究結束，才能判斷賽洛西賓對病人到底有多大的助益。

Q 當人們攝入尼古丁與咖啡因時，大腦裡會發生什麼狀況？

普雷勒：尼古丁鎖定的是我們大腦中的菸鹼型乙醯膽鹼受體（Nicotinic Acetylcholine Receptor），這類受體有點奇特，它們的作用是雙重的，吸菸的人通常在吸一根菸之後會比較放鬆，但也能更專注。不過，第一次吸菸的人，在尼古丁的過度刺激下，可能會覺得難受。至於咖啡因的狀況就沒這麼極端，而這裡牽涉到的是腺苷受體（Adenosin Receptor），這種受體是作用於我們的 γ-胺基丁酸系統（Gabasystem）。

人的大腦有兩大類神經傳導物質，一種是可促進活動的麩胺酸系統（Glutamatsystem），另一種就是會抑制活動的 γ - 胺基丁酸系統。由於有其他能協調整體活動的神經傳導物質在一旁輔助，這兩大家族通常處於平衡狀態，不過現在咖啡因的出現，有點打亂了這樣的平衡，因為它會阻斷控制 γ - 胺基丁酸的腺苷受體。要是能抑制活動的 γ - 胺基丁酸類神經傳導物比較不活躍，我們就會覺得更清醒。

弗利奇：咖啡因讓人保持清醒，但也會讓人有點焦躁，你得找到正確的平衡點。規律地飲用咖啡會使大腦產生一種習慣性，但它並不會讓人成癮。有些人每天都喝兩杯咖啡，有些人則是喝三杯，少數人甚至喝到六杯，但攝取量長期一直都維持穩定，不會在一段時間之後就必須增加。少了早上習慣要喝的咖啡，或許你會覺得有點不舒服，但不至於整個人都無法運作。

尼古丁則是會提升我們的注意力，要不是它實在太容易讓人上癮，我們大可以對那些總在白天抱怨自己很睏的人說：「去抽根菸吧，這會讓你清醒過來。」我們當然不會這樣做，一方面是吸菸對健康有嚴重的負面影響，另一方面則是尼古丁有高度成癮性，即使不比海洛因高，但也相差不遠了。這說明了為什麼對許多癮君子來說戒菸是如此困難，即使他們明明知道吸菸有礙健康。

Q 這些菸癮很大的人，大腦裡發生了什麼事？

普雷勒：所有會讓人上癮的物質，若不是直接啟動讓人快樂的訊息素「多巴胺」，就是會迂迴地另找途徑，來刺激大腦釋放這種神經傳導物質。它們以這種方式挪用大腦的獎勵機制，並改變人的動機和思維。僅僅是想到下一根香菸、下一列古柯鹼或下一管海洛因，就會讓這些人快樂起來。然而，為什麼同樣劑量的致癮物質，有些人使用後能不費多大心力就戒除，有些人卻成癮不可自拔，至今在醫學上還是未知。

一種毒癮的形成，有幾個可能的因素。其一是物質被使用的方式。以吸食或注射攝入的藥物，會很快就進入大腦，因此也很快就會讓人成癮。再者是使用的動機：你是想讓自己放空，以提高工作效能、彌補不足？為此而用藥的人會比那些只想找點樂子的人，更有成癮的危險。最後，人本身也是決定因素。例如，有些人天生就有容易成癮的基因。

弗利奇：酒精的例子能清楚告訴我們，「感覺」對致癮物質的使用有多大的影響。傍晚時分，親朋好友相聚來喝一杯，那種感覺既舒適又愉快；但一大早五點醒來時，不僅同樣的酒喝起來味道明顯較差，你也不會起這樣的念頭去喝它。大腦的獎勵機制會在我們做對自己有益的事情時，傳達正向的感覺給我們，於是我們知道了：這種感覺很舒服愉快，我想要再次體驗。然而，當有些事不利於我們，它也會讓我們察覺到，並以此讓我們不再重蹈覆轍。這兩方面對於在自然界中求生存，都有根本的重要性。

我們在原本期待的獎勵居然沒有應驗時，更能體會到獎勵機制是多麼有效。假如你對我說：「弗利奇先生，你在這次訪談後會得到一千元的報酬。」後來卻食言，那我一定會非常生氣。對有毒癮的人來說，毒品奪取了他的獎勵機制，並讓其強度倍增。有時只要試過一次毒品，就足以讓人無論如何都想再重溫這樣的體驗。

Q　大腦所儲存的成癮訊息是不可逆的嗎？

　　普雷勒：「不可逆」聽起來很嚴重。我們知道成癮記憶非常頑強，而且即使不再使用致癮物質，相關記憶也能維持長久不散。不過，戒斷的時間持續得愈久，記憶聯想就會明顯減弱。早期在成癮患者的治療上，總希望能讓他們做到徹底戒斷。然而，在比較現代的醫療試驗中，卻認為以節制使用為目標，或許會比完全戒除毒品或酒精更好。因為許多成癮患者在無法應付徹底戒斷的情況下，會不斷退回原點而癮頭復發，然後在無盡循環中產生憂鬱現象。所以，減少用量對某些人來說，或許是比較符合現實的目標。

　　弗利奇：大腦因成癮而產生的改變是非常穩固的，這些改變會讓人維持癮頭，而且同時被儲存在幾個記憶系統裡。想把它們完全刪除，很可能根本辦不到。即使人們對許多致癮物質作用下的經歷是沒有意識的，但它們還是在那裡，就像我們對自己最棒的假期所留下的記憶那樣。

Q 古柯鹼對大腦有哪些作用呢？

普雷勒：古柯鹼會促使多巴胺與正腎上腺素分泌。以鼻子吸食的話，它很快就能到達大腦，因此也會讓人快速成癮。在古柯鹼的作用下，人會瞬間覺得自己強大無比且自信滿滿，也因而常有過分高估自己的傾向。在某些行業中，古柯鹼可能是職場生活不可或缺的，人們需要它才有足夠的「動力」，才能快速達到超高工作效率，或絕對自信地在會議中成功自我推銷並據理力爭。喜愛參加派對的人喜歡古柯鹼，是因為它能讓人很快就得到快感。不過，這種快感無法持久，最亢奮的狀態通常維持二、三十分鐘，藥效則大約在兩、三個小時之後消退。因此，許多會狂歡至清晨的人，每晚不只吸食一次。

Q 與古柯鹼吸食者同居或共事的人，有時會抱怨對方幾乎沒有同理心。原因是什麼呢？

普雷勒：我們在研究古柯鹼吸食者時觀察到，比起對照組，他們確實更缺乏同理心。社交活動對人類通常非常重要，因此在我們大腦的獎勵機制上作用很強。然而，在那些經常吸食古柯鹼的人身上，藥物似乎接管了他一大部分的獎勵功能，比起跟其他人相處，毒品顯得更加珍貴。尤其是他們的家人經常表示，自己再也無法親近這個孩子或伴侶。這些吸食者並沒有惡意，但他的獎勵機制在毒品的影響下改變如此劇烈，已經使得他對社交刺激幾乎再也沒辦法產生反應。

Q 像K他命和搖頭丸（MDMA）這類舞會毒品，會讓大腦產生哪些變化？

普雷勒：K他命會對麩胺酸類神經傳導物質的一個受體產生作用，讓吸食者產生類似致幻劑藥效下的體驗：他的身體界線消失了，對自己身體的感受異常，不過視覺體驗比在LSD和賽洛西賓的藥效下少得多。

搖頭丸則會讓更多血清素、正腎上腺素和多巴胺釋放出來，吸食者會覺得自己更清醒、更精力充沛，較少感到飢餓，更愛交際，非常大方開放，可以長篇大論、頗深入地發表意見。他會自覺深受身邊的人喜愛，自己也熱愛這個世界，而這在治療學上是一種很有意思的效應。在美國，有人正在研究能否把搖頭丸用在創傷後壓力症候群的治療上。或許這種藥物能幫助患者敞開心胸，願意談起困擾自己的痛苦經驗。

Q 可是搖頭丸不會讓人成癮嗎？

普雷勒：搖頭丸讓人產生依賴的可能性，比LSD和賽洛西賓稍高。不過，「視情況而定」的法則，在這裡依然適用。在一個治療會議上開搖頭丸給病人，跟一個人在舞會或夜店裡服用搖頭丸的情況，是有差別的。在治療期間取得搖頭丸的病人，根本不會想要把這種藥變成舞會毒品。再者，LSD、賽洛西賓和搖頭丸這類血清素作用物質，都會很快就產生藥物耐受性。如果我今天服用了LSD，然後明天再次攝入同樣的劑量，其實感覺不到它的效應。我得等一、兩個星期，讓這種耐受性

減退之後再試。這是我們身體的一種保護機制：無節制地使用這類物質是行不通的。

Q 在不造成損害的情況下，大腦每天可以耐受多少酒精？

普雷勒：在某些健康指南的認定裡，女性每天喝一杯葡萄酒完全沒問題，男性則可以喝到兩杯。不過，我對這種太過一概而論的說法並不以為然。真正的問題應該是：我是因為不喝就沒辦法放鬆，所以才每天喝一杯紅酒嗎？如果答案是肯定的，那情況就完全不同於：我享受每天喝一杯紅酒，因為那一刻我覺得人生更有樂趣。不管你消費的是哪種物質、劑量又是多少，前者的動機都比後者危險。

除此之外，肝臟分解酒精的功能是否良好，也扮演一定的角色。假如肝臟和其他器官組織應付不了，從腦部產生病變到出現失智現象都有可能。每天喝一杯的說法，對那些身體健康且有規律運動的年輕人來說或許還行，但它不能一體適用在所有人身上。基本上，要戒除所有每天、長年且例行在做的事，都不是那麼容易。

弗利奇：相較於一毫克就足以產生作用的海洛因、尼古丁或LSD，我們是以公克，也就是以高於毒品劑量千倍的量來消費酒精。只要喝一杯酒，你就攝取了好幾公克的酒精，在藥理學上這是相當巨大的劑量。剛開始那一、兩杯喝起來還很舒服，酒精讓人放鬆，你覺得心情愉快。隨著你愈喝愈多，會開始昏昏欲睡，然後覺得不怎麼舒服，身體的平衡感和動作機能

受到影響。它的作用沒有什麼特別的，就只是跟你喝多少有關。酒精真正重要的作用是心理層面的：我們會覺得舒服愉快，不再內向害羞，膽子甚至會變大一點。

我們的大腦每天能承受多少酒精而不受損，這一點沒有人精確知道，但每天一、兩杯是常見的說法。你很難去呈現酒精是否破壞了腦細胞，或影響了它們的可塑性。飲酒過量在身體上造成的損害比在大腦更大，尤其是我們的肝臟和心臟。不過極端嚴重的酗酒，當然會導致部分腦區被破壞而產生某些疾病。而且你還得考慮酒精容易成癮這一點。每天喝兩、三杯葡萄酒或啤酒的人會上癮，而且大多再也擺脫不了酒精。一輩子每天喝半公升的酒，損害的主要是身體；但如果每天從三杯變成十杯，大腦也會無法倖免。

Q 大麻對我們的腦有多危險呢？尤其是對青少年？

普雷勒：這很難說。有些相關研究比較過用藥者（如大麻或搖頭丸）跟非用藥者之間的差異。大麻與搖頭丸的使用者在他們必須做的測驗中，表現或許比較差，但說不定他們原本就是因為能力有所不足，才會開始服用這些藥物。

吸食大麻的情況也跟使用其他藥物一樣：青少年的大腦還在發展中，應該不至於被太過干擾。而且一如其他藥物，「為什麼要吸食？」的動機問題，在吸食大麻這件事上也扮演重要的角色。你是每兩週跟朋友放鬆好玩而吸一下？還是每天都吸，以忘卻學校帶給自己的煩惱與壓力？後者當然可能會是危

險的。

我們知道大麻能降低人的動機，而正值青春期、處在一種較脆弱生命階段的青少年，有可能會因為大麻，陷入某種對他有害無益的狀態。在比較吸食大麻者與非吸食者的研究中，我們發現他們在認知能力上並沒有差異。只不過受試者並非青少年，而是經常吸食但沒有成癮的成年人。

弗利奇：經驗顯示，大麻能在某些人身上引發精神錯亂，然後演變成思覺失調症。但我們不知道這個人是否即使沒吸食大麻，也會在半年或一年後出現精神問題，並在之後得到思覺失調症。所以有關這一點，爭議還是很大。

普雷勒：我們在醫院裡看到很多經常吸食大麻的思覺失調症患者，所以人們自然會認為吸食大麻與思覺失調症有關。然而，事實上這一點真的很難釐清，雖然有各種相關研究，但說法都有點不同。可能是大麻會使先天就具有這種傾向的人，更容易走上思覺失調或其他精神疾病這條路；而初期的精神症狀好發於十六歲至十九歲之間，也可能是因為青少年想用大麻來解決自己青春期的困擾。

或許這兩種假設，在某種程度上都是真的。一個身心完全健康的人，應該不會僅僅因為吸食了適量的大麻，就發展出長期思覺失調症。這種精神疾病需要某種先天遺傳因子，因此親屬當中有人罹患思覺失調症，應該在吸食大麻這件事特別小心謹慎。

Q 人的大腦自己就會製造「毒品」——腦內啡，為什麼我們需要這種自體「鴉片」呢？

普雷勒：因為人必須能夠對自己周遭的環境做出反應。我們的大腦與身體，想對那些讓我們感覺良好的行為進行獎勵。而這一點在「飲食」這件事上就已經開始。人類在食物匱乏時吃到美味的東西，大腦就會發出「這很棒！」的訊息，這讓人想再吃到它，而為此我們會願意去工作。為了要獎勵並增強這樣的行為，我們的大腦有了獎勵機制，而腦內啡就屬於該機制裡的一部分。這類人體自行生成的天然鴉片，讓我們在遭遇意外或險境時，也能保持行動就緒的狀態。許多傷重者在有人前來救援照護之前，經常還感受不到疼痛，身體也還能運作。這是人體一種非常奇妙的機制，讓我們即使身受重傷，還能生存下來並求救。

Q 腦內啡在人臨終時也會分泌嗎？

弗利奇：有可能。死亡是一種極限經驗，大腦當然積極參與了這個過程的運作。

專家簡介　凱特琳‧普雷勒（Katrin Preller）

　　1984年出生於德國埃朗根（Erlangen），於康斯坦茲（Konstanz）大學就讀心理學及神經科學，並繼續進修神經心理學碩士。2013年於蘇黎世大學攻讀博士學位，完成博士論文後任職蘇黎世大學精神科醫院（PUK），研究致幻劑LSD與賽洛西賓對自我意識、社會認知及多元處理訊息的影響。之後曾分別在倫敦惠康基金會（Wellcome Trust）神經影像中心及美國耶魯大學從事博士後研究工作。目前任職蘇黎世大學精神科醫院，帶領研究團隊在臨床前及臨床研究上檢驗迷幻藥的神經生物學。

相關研究：www.tinyurl.com/katrinpreller

專家簡介　尚馬克‧弗利奇（Jean-Marc Fritschy）

　　1956年出生於日內瓦，於日內瓦大學主修生物學，洛桑大學神經解剖學博士。之後於美國巴爾的摩約翰‧霍普金斯大學醫學院（Johns Hopkins School of Medicine）進行博士後研究工作四年。1991年轉換至蘇黎世大學，帶領藥理學與毒物學研究院研究團隊。2000年在同機構創立神經形態學部門，並獲聘為兼任副教授。2004年晉升為教授，並從2015年到退休前的2019年，擔任蘇黎世大學醫學系副系主任及研究所副所長。

　　弗利奇也以癲癇症臨床研究知名，曾多次獲獎，癲癇症協會的研究贊助獎是其中之一。

附註

① 譯註：LSD，全名爲麥角酸二乙醯（醯）胺，簡稱爲LSD，是一種強烈的半人工致幻劑與興奮劑。只要極度微量，就能造成使用者的感官、知覺、記憶和自我意識的強化與變化長達六至十二個小時。

② 譯註：賽洛西賓（Psilocybin），或譯爲裸蓋菇素，是可以從兩百多種蘑菇（合稱迷幻蘑菇，主要是裸蓋菇屬成員）中萃取製造的致幻劑。

③ K.H. Preller, P. Duerler, J.B. Burt, J.L. Ji, B. Adkinson, P. Stampfli, E. Seifritz, G. Repovs, J.H. Krystal, J.D. Murray, A. Anticevic, F.X. Vollenweider: Psilocybin induces time-dependent changes in global function connectivity?, *Bio. Psychiatry in press* (2020).

K.H. Preller, A. Razi, P. Zeidman, P. Stampfli, K.J. Friston, F.X. Vollenweider: Effective connectivity changes in LSD-induced altered states of consciousness in humans?, *Proc Natl Acad Sci USA,* (2019), 116(7): 2743–2748.

K.H. Preller, J.B. Burt, J.L. Ji, C. Schleife, B. Adkinson, P. Stampfli, G. Repovs, J.H. Krystal, J.D. Murray, E. Seifritz, F.X. Vollenweider, A. Anticevic: Changes in resting-state global brain connectivity in LSD-induced altered states of consciousness are attributable to the 5-HT2A receptor?, *eLife*, (2018), 25;7. pii: e35082.

K.H. Preller, L. Schilbach, T. Pokorny, J. Flemming, E. Seifritz, F.X. Vollenweider: Role of the 5-HT2A Receptor in Self- and Other-Initiated Social Interaction in Lysergic Acid Diethylamide-Induced States: A Pharmacological fMRI Study?, *J Neurosci*, (2018), 38: 3603–3611.

K.H. Preller, M. Herdener, T. Pokorny, A. Planzer, R. Kraehenmann, P. Stampfli, M. Liechti, E. Seifritz, F.X. Vollenweider: The fabric of meaning and subjective effects in LSD-induced states depend on serotonin 2A receptor activation?, *Current Biol*, (2017), 27: 451–457.

Chapter 7

夢是一種主觀的體驗，跟我們清醒時所經歷的一樣眞實

專門研究夢與睡眠的米夏厄爾‧史瑞德爾（Michael Schredl）說明，我們的大腦晚上賣力完成了哪些工作，以及我們在夢中鍛鍊了什麼。

Q 我們睡覺時大腦在做些什麼呢？

它忙著工作，在穩固與加深我們的記憶。不過，這只是它在夜裡完成的許多任務之一。它會在我們睡覺時，將所有它在白天接收與暫時儲存在工作記憶裡的訊息，再次篩選、處理和分類，然後把它們送進長期記憶裡。這是強度很高的工作，而大腦是在整個睡眠過程中將它完成。

我們整個晚上的睡眠狀態並不是一致的，而是依循著一種規律形成睡眠週期。一開始我們會熟睡一段較長的時間，然後進入第一次的快速動眼期（REM），即眼睛在闔上的眼瞼後方快速上下活動的階段。在這之後，我們會依序進入較淺的熟睡期、第二次時間較長的快速動眼期、一般睡眠期，然後再一次的快速動眼期。不過，夜晚的大腦並不只是在工作，它也在進行自我修復。大腦會處理並運走可能導致斑塊的物質，這主要是在熟睡期進行，而這種斑塊常見於失智症患者腦部，這是目前腦科學研究正在討論的課題。

Q 大腦在不同階段分別完成了哪些工作？

現今普遍認為，在各個睡眠階段裡，包括熟睡期、一般睡眠期與快速動眼期，都有不同且彼此上下交疊的記憶鞏固作用在進行，只是其個別細節還有許多待解之處。我們相信，所有那些我們默記起來以便稍後還能提取的一切，也就是所謂的外顯記憶，會在熟睡期被加以鞏固，然後大腦會把這些訊息從工作記憶送進長期記憶。情感方面的體驗，則主要是在快速動眼

期檢閱，情緒感受中樞在這個階段會特別活躍。至於我們儲存在程序記憶裡，經由練習而掌握的技能，像騎腳踏車或彈鋼琴，很可能在第二個睡眠階段（包含一般睡眠期及快速動眼期）再次被處理。

Q 大腦在加夜班工作時，要怎麼幫它一把呢？

最重要的是健康的睡眠。也就是睡眠充足，而且避免會干擾睡眠的壓力因素。

Q 大腦平均需要多少睡眠？

我們可以直接給出一個平均值，大致介於七個半到八小時之間，然而睡眠需求完全是因人而異。有些人只要睡六個半到七小時，有些人則需要睡九或十個小時。在睡眠研究的診斷上，那些讓自己睡太少的人患有睡眠不足症候群，這些人希望把時間用在工作與休閒活動上，因此認為每晚頂多睡六個小時就足夠了。經年累月之下，他們早已習慣睡眠不足，而且長久以來一切似乎運作良好。不過，有一天問題突然來了，他們在白天總覺得昏昏沉沉、筋疲力盡，而且不明白是為什麼。因為在那之前，過短的睡眠時間從未帶給他們任何後遺症。

Q 我們睡覺時為何會失去意識？

我們失去的不是意識，而是與外界的聯繫，但也不是完全如此。此時，大腦會讓某些腦區脫鉤，以提供那些專門負責加

深與鞏固記憶的腦區更多空間。而這種連結的解除，會讓我們在入睡時產生一種意識要飄走的感覺。大腦的主要功能是接收並處理來自外界的訊息，而這個功能在睡眠中會明顯降低，但沒有完全被關掉，否則我們早上根本不會聽見鬧鐘響。這意味著來自外界的刺激雖然被接收，但大多進入了「垃圾桶」，也就是根本沒經過意識的處理。

Q 為什麼我們會做夢？

有些腦科學家說，在大自然的設計中，並沒有費力去關閉我們睡眠時的主觀感覺機制。因為主觀體驗是大腦的基本功能，無論我們是在睡覺或醒著的狀態。不過，這種基本功能除了在睡眠中鞏固記憶之外，是否還有特定任務，例如在夢中解決問題，學者之間則仍然沒有共識。一些較新的理論主張，夢是一種訓練場域。例如有些學者就認為，我們能在夢中學習如何面對恐懼；有些人則說，人會在夢中訓練自己的社交能力，學習如何與他人相處。睡眠是未來行動的練習場，我們可以在睡覺時一一演練不同的意念。

不過，最大的問題還是：想受益於這些好處，我們是否得記住它們。如果夢中這些有創造力的意念一早醒來就不見了，會有什麼用呢？或者是，即使不記得夢也沒關係，因為我們的意識已經在晚上先做好準備工作，所以有些東西還是會留下，我也會因此變得更有創意呢？

Q 幫我們做準備工作的不是潛意識嗎？

認為夢是潛意識發生的看法，已經有點過時。現在我們會說那是意識，因為當夢被記住了，它就是有意識的。今天所謂的潛意識，指的是那些無法直接經由意識取得的東西。

Q 夢是生成於大腦的哪個部位？

幾乎整個大腦都參與了做夢這件事。譬如說夢話時，我們清醒狀態下所需要的語言中樞也在活動著；或在夢中身體動了，就是運動皮質在運作。不過，當然也有不參與其中的腦區，好比初級視覺皮層，這個區域是負責將眼睛接收到的神經刺激處理成影像。由於眼睛在睡覺時闔上，也就是處在脫鉤的功能解除狀態，這個腦區的活動非常有限。

Q 為什麼大腦還是會呈現畫面給我們，就像電影一樣呢？

我們得小心「就像電影一樣」這樣的說法。夢是一種主觀的體驗，跟我們清醒時所經歷的一樣真實，所以不是我們坐在電影院裡觀看的影片。從神經科學的角度來看，我們在清醒狀態下，感官接收了光波與聲波的刺激，並製造出影像；因此，人對外在世界的完整體驗，並不是我們從刺激上真實感覺到的，而是大腦合成的。它不是呈現出真實世界，而是建構了這個世界。這也是為什麼我們能要點手段騙過大腦，譬如利用視覺假象，在觀看這類圖像時，大腦會呈現與事實不符的東西給我們。我們在清醒狀態下從感官知覺獲得主觀經驗世界的過

程，實際上與做夢時一樣。只有一點是例外：睡覺時我們幾乎感受不到外來的刺激。

Q **有些人總有不會做夢的感覺。他們的大腦運作方式跟會做夢的人不同嗎？**

他們只是有自己不做夢的感覺，但大腦在夜晚是活躍的，所以事實上還是做了夢。大腦在清醒的過程中必須進行轉換，它得從睡眠模式切換成清醒模式，而在這當中有些訊息會不見了。那些不記得自己做夢的人，通常是因為醒來時太少留意這件事，他們的心思已經放在眼前即將展開的一天，不會去回想夜裡睡夢中的體驗。

想知道自己晚上做了什麼夢的人，得在前一天入睡前做好明天要記住夢的打算，床邊也得放好可以隨手記錄的用具。而醒來的第一個念頭應該是：昨晚我做夢了嗎？如果有某個記憶浮現，就要立刻在清醒狀態下把它重溫一次。若是你沒留下時間去回想又做了別的事，那些記憶在轉眼間就會不見了。

Q **如果有重要約會而必須在某個時間醒來，我們會在入睡前預設起床的時間，許多人會在這個時間快到之前就醒來。我們的大腦是整個晚上都在想著這個預設的時間嗎？**

有個研究團隊對這種現象進行過研究，發現大腦確實會在那個預設的時間快到之前醒來。我們體內的皮質醇（Cortisol）這種荷爾蒙在早上會升高，以讓人為醒來做準備。而那些入睡

前在自己腦袋裡「預設」時間、要比平常更早起的人，體內的皮質醇量也確實會提早上升。如此看來，大腦似乎能儲存我們的意圖，不過，真正有非常重要的約會時，我應該不會放心只依賴自動醒來這件事。

關於大腦能保存預設的時間，還有另一種解釋。人的睡眠過程存在著短暫的清醒階段，這總是發生在我們翻動身體改變姿勢時，每晚最多可達十五次。而此時我們的身體必須是清醒的，即使我們沒有意識到這一點。所以，可能是在這些短暫醒來的片刻，記起了自己得五點起床，更清醒的話，說不定還能快速瞄了一下錶。不過，早起的記憶也必須在這些短暫清醒的片刻顯現，這樣才能真正及時醒來。

Q 做白日夢時，大腦在想什麼？

那是一種思緒的漫遊。有學者在2019年6月的一個學術研討會上，發表了有關白日夢的研究成果。之所以會有這個研究，是因為成像研究工作者發現，躺在磁振造影掃描儀裡的受試者，即使不需完成任何具體任務，大腦區域還是在共同運作著。而他們的結論是：如果大腦沒有被賦予任務，就會進入一種神智漫遊的狀態。

不過，我並不贊同「白日夢是與任務無關的思緒」這種論點。我的看法剛好相反：大腦的根本狀態就是讓思緒漫遊，去想所有可能的事，可以想過去，也可以想未來，直到它有個任務得完成。為此，大腦得聚精會神，從神智漫遊的狀態切換出

來，並啓動解決某特定問題時會使用的腦區。

對那些成像研究者來說，白日夢是一種干擾，他們想量測的是大腦在解決問題時的活動，而不是當它在漫遊時做了些什麼。不過，神智漫遊時會出現的，不僅是浮雲掠過般的念頭，我們在做白日夢時也會推演未來的場景：譬如我該怎麼回家？今天晚上有什麼好吃的？

Q　大腦為什麼需要惡夢這樣的東西？

許多學者認爲惡夢是做夢機制的過載現象。它以一種情緒上非常強烈的形式，反映出白天盤據我們思緒的課題。

典型的惡夢主題之一是有怪物在追你。你跑得愈快，怪物也就追得愈緊。這種惡夢的基本模式，通常與做夢者醒著時也有的逃避行爲相符。而夢境題材能讓他明白：逃跑並非良策，你得面對處理。

Q　夢遊時，大腦在做什麼呢？

把人在夜晚四處走動的狀態稱爲「夢遊」，其實並不理想。「夢遊」是一種沒有完全醒來的狀態，起因可能來自內在的刺激，例如盤旋在我們腦中的一件未完成的任務，或像聲音這樣的外來刺激。夢遊者的大腦，此時會處在一種半睡半醒的狀態。他們的眼睛張開，有辦法執行簡單的動作行爲，也能夠走動，但可能會受傷，因爲在黑暗中容易碰到障礙物而跌倒。由於具有較高階功能的大腦中樞，在「夢遊」時是處在睡眠狀

態，夢遊者無法辨識人臉，也無法正確評估自己所處的整體狀況。如果他想著：「我的天，失火了！」又沒有能力檢驗火是否眞的燒起來，可能會因此往窗外一躍。

Q 所以俗話說：「像夢遊者走路那樣萬無一失。」這根本就不對嗎？

沒錯，大部分會夢遊的成年人都受過傷。因爲在黑暗中磕磕碰碰撞上家具，他們身上難免會帶些小傷或瘀青。不過，有時也會出現危險狀況，例如某個案例中的婦女認爲有人正要偷自己的車，而她想去捉那個偷車賊。她以爲自己的公寓在一樓，但事實上她住在三樓。萬幸的是，當她正想往外跳去追那個人時，從夢遊中醒來了。

Q 爲了愛惜我們的大腦，有哪些事是睡前不該做的？

不要學習太複雜的東西，不要想太棘手的問題，不要耗費太多精神去計畫假期，不要做太激烈的運動，尤其重要的是：想辦法讓睡前空出一段沒有看電子產品螢幕的時間。LED螢幕會抑制負責掌控睡眠節律的褪黑激素分泌，進而干擾睡眠。

我們的大腦與身體在睡前都需要一段清靜期，以準備進入睡眠狀態。我們必須把機能調降下來，有人說這是讓自己關機，不過大腦是不關機的。我們沒辦法什麼都不想，但可以學習放鬆觀察自己的思緒。這一點非常重要，而且對我們的大腦非常有益。

Q 有時候，我們睡覺前會在腦海裡回顧自己一天的經歷。這
種回憶性思索對大腦有什麼作用嗎？

我認爲，假設一個人有忙碌不堪的一天，幾乎沒時間去思
考哪些事進行得很順利、哪些事可以做得更好的話，這的確是
一種解決問題的機制。由於人的大腦通常會去思考那些搞砸了
的事，如果這麼做與解決問題有關，對我們當然有益。在晚上
進行這種回顧思索時，我們可以重新一一檢視這些事，自問是
不是眞的沒把某件事做好。如果是的話，我們可以想想下次要
怎樣把它做得更好。

Q 可是當我們在半夜輾轉思考著一個問題，那個問題經常會
明顯放大，甚至變得一發不可收拾。為什麼大腦沒辦法重
新把大事化小呢？

關於這一點至少有兩種說法。其一是，睡眠中的清醒狀態
與白天是不同的，此時，大腦中與控制力有關的前額葉區域並
不活躍。其二是，許多人都需要有對象跟自己討論問題，才找
得到解決辦法。可是我們不能在半夜把枕邊人叫醒，或在凌晨
三點打電話給朋友，跟他們討論自己剛才滿腦子在想什麼。

專家簡介　米夏厄爾・史瑞德爾（Michael Schredl）

　　1962年出生於海德堡（Heidelberg）附近的維斯洛赫（Wiesloch），先於卡爾斯魯爾（Karlsruhe）科技大學就讀電機工程，之後於曼海姆（Mannheim）大學就讀心理學。在有關夢與睡眠的研究領域裡，是德語區中最先驅的學者之一。目前擔任曼海姆精神健康中央研究院睡眠實驗室主管，與其團隊合作進行的研究之一，便是睡眠失調及夢境中的精神體驗。

相關研究：www.tinyurl.com/michaelschredl

Chapter 8

當我們在學習時，大腦裡總有兩件
或更多件事在同時發生

學習歷程專家彼得・克拉弗（Peter Klaver）要解
釋，為什麼我們大多沒有意識到自己正在學習某些
東西，還有為什麼我們會跟嬰幼兒說童言童語。

Q **「學習」這件事是如何運作的呢？大腦這時候會發生什麼事？**

大腦中會發生許多事。我們的腦神經細胞透過感官來接收訊息並產生變化，有些突觸與神經元連結會增強，而幾乎不再用到的則會減弱。學習是一種協同運作的過程，只有當兩件事同時或幾乎同時發生，學習行為才能成立。首先，神經細胞發現有某些事發生了——它們並非偶然，反而還非常重要。於是，這種知覺會促使行動出現，而知覺與行動的連結就會啟動學習作用。學習終究等同於一種不斷重複的效應：當某種刺激多次作用在一個細胞上，這種反覆的印象就會讓這個細胞發生變化，而我們的大腦裡就會有學習作用發生。

Q **「學習是一種協同運作」到底意味著什麼呢？**

協同運作的形式，可以是知覺與行動的合作，或知覺與知覺的合作。後者的情況就像這個例子：當我們聞了一朵玫瑰，並把它的香氣跟眼睛看到的花連結起來。這兩種知覺是同時發生的，而不管是同時或緊接著發生，都會啟動神經細胞之間的協同運作。當我們學習時，大腦裡總有兩件或更多件事在同時或先後發生。

Q **難道從來沒有單一機制運作的事件嗎？**

有的，這也是可能的。但如此一來，我們說的就是習慣，這是一種特殊的學習形式。譬如，當我們長期暴露在一種讓人

很不舒服的氣味裡，但又必須忍耐，就會習慣這個味道。一段時間之後，我們會再也聞不到這個味道。

Q 學習是發生在大腦的哪些區域呢？

到處都是，遍布整個大腦的各個區域。不過，有些腦區在學習這件事的參與度，當然比其他區域更高。

Q 那是哪些區域呢？

最主要是海馬迴，它對學習特別重要。海馬迴能匯集氣味、語言、圖像等各種不同面向的體驗，並把它們儲存在長期記憶裡。此外，新的體驗與過去的經驗會在這個腦區被加以對照比較，儲存的經驗也能從記憶中被提取到這裡。

Q 為什麼年輕人比老年人在學習方面更容易？

年輕人身上的神經細胞所蒐集的學習印象還很有限，因此對新東西比較開放。成年人的大腦則相對已經存在許多線路，要改變這些既成的連線或甚至發展出新連結，都得耗費許多心力。

Q 為什麼認知能力與腦容量的大小沒有直接關係？

只要跟動物比較一下，就會看到大象的腦雖然明顯比人類大，但牠並沒有比我們聰明。因為身體愈大，腦袋也就會愈大。對認知能力而言，真正重要的是大腦的組織。比較猿猴和

人類的大腦，我們會看到兩者其實非常相似，而其中最明顯的差異，就是人類的大腦裡不管是掌管語言或思考的區域，都比猿猴大多了。

Q 這些較大的腦區在人類身上是演化而來的嗎？

很可能是，但我們不知道爲何會如此。例如，人們還在討論：這種差異是跟語言發展比較有關，還是更決定於思考能力？早期的看法是人類需要語言來進行溝通，但這種主張現在已被一些學者畫上問號。

Q 因為人類也可以透過肢體語言來溝通嗎？

沒錯。人類並沒有絕對必要的理由，得比猿猴具備更強或不同的溝通能力。因此，或許人類大腦的發展，更與思考、動作機能或行動計畫有關。在演化過程的某個時候，人類開始發明了工具與之後的器械裝置，爲此需要比猿猴更強大的某些腦區。

Q 人類是唯一能說語言的生物。為什麼？

或許以我們所認識的「何謂語言」來說，是這樣沒錯；但海豚也擁有一套高度發展的溝通系統。語言的發展與親子連結密切相關，我們對這種連結的感受有多強烈，可以透過語言來傳達。

Q **人是如何學會說話的呢？**

透過行動，也就是一直不斷地說與重複說。而這一點在胎兒還在母親肚子裡時，就已經開始生效。有研究顯示，胎兒能分辨聲音和語言（例如芬蘭語和德語）的差別。出生之後的溝通方式，還會再加上透過眼神、臉部表情，以及親子之間的情感連結來溝通。

Q **成年人對嬰兒說話的方式跟對大人不同。如果我們使用跟同齡者說話的方式，來跟嬰兒說話，情況會是如何？**

小孩很快就會失去對語言的興趣。

Q **為什麼？**

因為大人說話太平淡了。

Q **所謂的平淡是什麼意思？**

嬰幼兒喜歡語言旋律感，他們能透過隨著語言所傳遞的情感學到很多。這種情感在成年人彼此交談時會隱晦得多，它更常夾帶在語境當中。

你得對語言懂很多也學了很多，才能領會其中的含意，而對此，嬰幼兒需要的是非口語的溝通方式與音調。

大人在跟嬰兒或幼童說話時，會隨時保持眼神接觸；嬰幼兒也經常會盯著大人的嘴唇，觀察嘴部在說話時是怎麼動的。如果有人用一種不同於嬰幼兒所習慣的語言來跟他們說話，這

些幼兒會非常仔細地看對方的嘴巴，因為他們想知道這是怎麼一回事。

Q 你剛剛提到了我們談話時所附帶的語境。那是人在學說話的過程中不經意習得的嗎？

是的，我們會同時學到語境。不過，這得花上好幾年的時間，而且必須同時學習語言和當下的社會規範。要是不懂這些的話，就可能會被認為是笨頭笨腦、反應遲鈍或缺乏社交能力。小孩子很容易從某個語境直接轉換成另一種語境，因為他們所學到的規範尚未穩固地定錨在行為中。

Q 在雙語環境中長大的小孩，大腦會如何運作？

他們會很快就學會如何適應兩種不同的語言環境。在識別到當下的語境之後，就會立刻切換到另一種語言。

Q 他們的大腦裡會形成兩個功能部位，分別負責個別的語言嗎？

如果我沒記錯的話，在雙語環境長大的孩子身上，這兩種語言還是由同一個腦區來掌控。不過，之後才學第二種語言的孩童身上，大腦的組織方式會略有不同；這兩種語言在同一腦區裡的空間是分隔的，因此從一種語言切換成另一種會相對比較困難。

Q 我們的大腦總是經由意識在學習嗎？

不，這反而更是例外。有意識的學習，是知道自己不懂某些東西，並希望有所改變。但在最多可達九成五的情況下，我們是在不知不覺中學習。不過，由於「意識」在腦科學研究中是非常具爭議性的主題，到底什麼是有意識的學習、什麼又是無意識，其實也很難說。我們可以說起自己希望達成某件事的決心，說起達成這個目標時湧現的感受；我們想學會走路、游泳、騎腳踏車，並努力不懈。可是一旦學會了，我們就沒辦法清楚回想自己到底學了什麼，以及究竟是怎麼學會的。或許頂多記得一、兩件跟學習情境有關的事，好比自己是怎麼跟祖父一起到游泳池的。

Q 我們可以有意識地不間斷學習多久？

我參與過一項這類的研究，受試者必須試著把某幅圖像生動地保留在自己的意識中。或許你能這樣做兩秒鐘，然後必須放鬆，之後你便能重新再回想起這幅圖。幸好我們的大腦可以從記憶中再度提取訊息，並重新活化它們。這樣的動作我們可以持續滿久的，尤其是如果學習目標切合實際且可行。

Q 人類的大腦需要轉換注意力或休息，才能連續三、四個小時專注在某件工作上嗎？

我們始終需要間歇「關機」片刻，否則大腦很快就會疲累不堪。在密集學習的階段需要休息多少次，完全因人而異。至

於我們能夠專注在某個目標上工作多久，終究得看這個目標對我們有多重要而定。對那些有注意力不足／過動障礙的孩童來說，最大的問題經常不是欠缺專注力，而是被指派的目標對他們來說太無關緊要了。

Q 一群人圍坐在一起，為了某事絞盡腦汁而毫無進展。然後有個人去上廁所，回來後說：「我有辦法了！」他在廁所的這個片刻，大腦發生了什麼事呢？

想解決問題或是讓事情有所進展，有時候變換一下環境是必要的。當你在做其他事的時候，大腦就會重新「開機」，之後你回來再聚焦於原本的任務，大腦可能會出現其他聯想。而這在先前已經固定的思路中，完全是被堵死的。

Q 當人坐在書桌前，想去拿個東西，但走到一半就忘記自己要幹嘛，回到書桌時卻又立刻想起，此時的大腦是發生了什麼事？

這是一種記憶的啓動現象，意味著人需要環境背景資訊，以重新喚回一個記憶。這種由過去某個刺激因子所觸發的思緒，對有毒品問題、焦慮症或創傷後壓力症候群的人來說，可能會是個問題。因爲在刺激因子的影響下，那些痛苦或創傷記憶會再度浮現。

Q 那些可以跳脫常軌思考的人，大腦是怎麼運作的？

　　當我們要考慮某件事情時，會需要那些被儲存在記憶裡的訊息，以及將這些訊息提取出來的能力。能跳脫常軌思考的人，不見得有很高的智力，因為智力較高者的思路反而比較依循常軌。那些會另類橫向思考的人，則相對地會跳脫特定思路，允許自己略過特定訊息，並去捕捉那些不依循自己習慣的思維邏輯所得到的其他訊息。他們通常自知採取這個途徑有一定的風險，畢竟那些另類訊息可能根本派不上用場；因此，能跳脫常軌思考的人是比較愛冒險的，他們願意另尋出路。

Q 跳脫常軌思考是一種在童年時期就發展出的能力嗎？

　　我認為是，這跟獎勵機制有關。那些會尋找另類解決方案的人，覺得這麼做是值得的，特別是當這條途徑讓人成功達到目標時。相反地，對安全感需求較高的人，則會害怕偏離習慣的路徑，只有一如往常達成目標，他們才會感覺得到獎勵。

Q 你說另類思考者會覺得自己的思考方式很值得，這一點很有意思，因為他們當中有些人的行事風格經常引來不滿。

　　這些人所受的獎勵感並不是來自外界，而是本身內在的獎勵。好的學習只有在我們內心感覺它真正值得時，才是好的學習。另類思考者學會了感受學習的內在獎勵機制，如果不懂這種感覺，就很難跳脫框架思考。

Q 小孩子在玩耍的時候會學到什麼？

可以學到許多有關社會規範以及自己所生活的這個環境的事物。他們會體驗到學習和玩耍都很有樂趣，而且學會探索發現事物，並走出新的路。

Q 為什麼大人失去了忘我玩耍的能力？

並不是全部的大人都是如此。例如，在藝術界或學術圈，就有人能長久保持這種愛玩的赤子之心。活到老，就玩到老也學到老，不管對大腦或老年人都是非常健康的事。當成年人與老年人不再有新的任務可以做，生活不再有目標，也不需要再面對挑戰，老化的速度會快很多。

Q 我們能在睡眠中學習嗎？

曾經有人做過對睡夢中的人施放氣味的研究。而據我所知，這種氣味訊息在之後確實有部分被記住。不過，我們無法像白天那樣在睡眠中學習的；大腦在晚上進行的，是把入睡前所學習的東西加以深化，並重新配置神經細胞之間的連結。而這能讓我們在一夜好眠之後，在某些方面的能力更好。

Q 如何區別外顯學習與內隱學習？

在外顯學習裡，人是有意識地接收訊息，之後也是有意識地把它重新提取。至於在內隱學習裡，學習的發生則是無意識的、比較遊戲式的，我們在那當中所做的事，跟以學習某些事

項爲任務目標沒有關聯。不過，這整個過程是否完全是無意識發生的，還不是很清楚。你可以無意識地學了某樣東西，但卻意識得到學習過程，這也是可能的。

Q 「智力」可以靠學習得到嗎？

所謂智力，是智力測驗量測出來的數據。而我們在科學上，則是嘗試超越智力測驗的範疇，更廣義地去理解智力的概念。我們會看到智力曲線在人的早期發展階段是上升的，進入青春期後它有點上下波動，有時甚至下滑，然後再度上升。研究顯示，智力（也就是認知能力）與一個人學習的積極程度有關。接受教育時間較長的人，認知能力也呈現上升曲線的趨勢。接受教育的時間較短，而且隨即進入職場並從事重複性高之工作的人，認知能力則會相對停滯在某個程度或甚至下降。在學習、專注力、記憶或語言這類能力領域裡，都有獨具天賦的人；每個人總會在某個方面特別擅長。不過，其實所有人在每個領域都具有學習潛力。

Q 每個人都有可能成為諾貝爾獎得主嗎？

不。這件事有部分跟與生俱來的能力有關，部分則決定於一個事實：想獲得諾貝爾獎也得靠一點運氣，要有幸運之神的眷顧，也就是說，在對的時機做對的研究，是重要因素。而且你必須有追求某個目標的雄心，一種想要發現的內在渴望。這種瞄準目標去追求並打造出那種環境的需求，並不是每個人都擁有的。

Q 高智商是否等同於高發展潛力？

並不是。如果發展潛力指的是職業、學術或金錢上的成功，高智商只是因素之一。不管做任何事，我們都需要不同的能力，智力只是其中一種。最重要的是社會出身，也就是家庭背景。如果少了父母的栽培、理解、支持及人脈，以及本身的自律性，即使是聰明絕頂的人，發展也可能非常有限。智力只會在同時得到某些條件支援時，才真正有用。更何況有時候聰明並不是那麼讓人接受。

Q 像是什麼時候呢？

有時候，做出一個聰明的評論，在某些場合並不恰當。我們把認知能力稱為智力，可是，對一個人的社會能力來說，同樣重要的是控制情緒與人際關係的情緒智商（EQ）。而知道什麼時候最好閉嘴，就屬於這種能力。

Q 為什麼當我們以圖像來思考時，學習效果會比較好？

因為圖像很直接，能提供許多脈絡訊息。我們很快就能學會那些被圖像化的字詞，譬如：小狗，汪汪。若想要只靠聽到一個字詞就學會它，你需要有語言知識的基礎，但圖像是我們早就認得的。「認得某些事物」和「了解某些事物」之間，總是存在著差異。所以即使是成年人，如果針對某些事物能看到、聽到並感覺到，學起來會簡單得多。當所有的這些訊息彼此結合，我們就會產生強烈的印象。

Q 數位化對學習來說是福還是禍呢？

還是助益居多。不過重點的是，在跟著那些連結走時，要謹記自己的學習目標。當一個人知道自己想找什麼東西，比起眼前只有一張列印出來的參考資料，透過網路連結會更容易達成目標。在網路上，我們能自行取得當下需要的資訊，你當然沒辦法精確複述所有讀到的東西，卻能達成預定的目標。學校必須推動的，是闡明學習目標的重要性與品質，而不是達成目標的方法；它必須提供機會讓學童自己去發現學習途徑，並以自己的方法達成目的。

Q 數位原住民（Digital Native）在學習上與之前的世代不同嗎？例如他們上網時是否比較不會分心？

無論是誰，在網路上都有愈來愈偏離原有目標的危險；透過紙上的書面文字，人們則比較能明確掌控學習。不過，如果學童在學校被指派了明確的學習任務，並被要求找出問題的解答，他們可以利用網路來找到答案。只是他們不能只透過維基百科或 YouTube，得要思索該去哪裡找答案；僅僅搜尋某個特定的網站，並不能提供完整的答案，而只是一種觀點。至於其他觀點，他們必須在其他網頁、書籍或地圖上繼續查閱。

Q　兒童和青少年在現今所閱讀的書比過去少，然而閱讀得愈多，表達能力就愈好。人們未來的語言表達會膚淺化嗎？

　　這一點得等到未來才能下判斷。不過，不能只因為社群媒體上所使用的語言部分非常支離破碎，就認為這種情況到處（也就是在所有環境背景下）都是。人們還是得像一直以來那樣，依情況使用適當的語言。有些人在推特（Twitter）上能寫出很棒的推文，同時也是可以出書的優秀作者。不會只因為一個人具有某種能力，就表示他不能擁有另一種能力。當前的青少年在語言上發生了許多變化，而其中也有許多好東西。

Q　像是哪些呢？

　　像舞台上的戲劇表演，許多青少年能充滿自信與自我意識地在舞台上侃侃而談。

專家簡介　彼得・克拉弗（Peter Klaver）

　　1971年出生於荷蘭的烏特勒支市，於格羅寧根（Groningen）大學就讀心理學，在德國馬德堡（Magdeburg）大學完成心理學與神經科學博士學位進修，後於蘇黎世大學取得授課資格。目前任職蘇黎世特殊教育大學，主管研究發展中心。主要研究領域為中小學教育環境中學習、記憶、高層次與視覺認知的基礎、發展及障礙。相關研究：www.researchgate.net/profile/Peter_Klaver

Chapter 9

我們應該找出人類智能的原理

神經科學家暨企業家巴斯卡·考夫曼（Pascal Kaufmann），正致力於解開人類大腦的密碼。

Q 人工智慧具有意識嗎？

在我看來，人工智慧其實還不存在，而我們對意識的了解也比對智能的概念更少。「自我意識」能夠自主思考，閉上眼睛並讓虛擬世界形成，這對生存或計畫而言，都是相當重要的優點。舉例來說，我可以想像如果自己遇到一頭獅子要怎麼反應。我可以閉上眼睛，想像自己如何觀察牠，或許怎樣繞著牠轉，還有要用什麼方法來讓自己安全脫身。要讓這些情景一一上演，我不需要遇到一隻活生生的獅子。如果這會使計畫這件事變得更簡單，有朝一日，或許人工智慧也能被賦予意識。只是目前我們離真正了解意識與它背後的機制，還相差十萬八千里。

Q 如果我們連意識在人類身上是如何形成且運作都不知道，要如何賦予機器意識呢？

就像小鳥的例子：我們也不清楚地那一身羽衣是怎麼來的，以及該如何複製它的細節，但是我們製造出了飛機。我感興趣的是人類心智能力的原理，因此對哪些腦細胞裡到底有哪些東西，沒必要知道得一清二楚。人類對於透過眼睛、耳朵和鼻子所接收到的訊息，都能自行模擬：當我們把眼睛閉上並想像那些感官訊息時，大腦裡類似的神經迴路會活躍起來，就像真正聽到、看到或聞到那樣。意識與真實感受，似乎是由相似的機制來支配。

Q 人腦和科技在未來會融合到何種程度？

有些未來主義者認為，有一天我們的眼睛可以戴上一種功能像提詞機的小型鏡片，然後從那上面讀到即時重要訊息。也有人對伊隆‧馬斯克（Elon Musk）的公司Neuralink充滿信心，該公司想在人的顱骨下植入精細的網絡，以直接讀取大腦皮質的訊息。還有其他的作法則是以雷射光或電磁來追蹤刺激。有關電子晶片植入的研究，已經進行了幾十年。

假如我們想知道別人做了什麼夢，或許可以去調閱他的大腦視覺中樞所處理的訊息。人類的視神經大約由一百萬條纖維組成，這意味著每秒鐘能通過這裡的訊息相對較少，或許只有幾百萬位元。不過，無論如何，我們還得努力去了解大腦的語言，還有它所使用的資料格式。

Q 你提到了「大腦密碼」，那究竟是什麼？

我所說的大腦密碼，其實象徵著大腦的翼剖面。幾百年前的科學家曾經研究鳥類並試圖複製，可惜他們模型上的木桿和鐵絲架就是不肯好好升起，因為當時那些熱愛挑戰困難和試驗的怪才，還不認識飛行原理。所謂的飛行原理是：你必須有一個弧形的翼剖面才能飛，這對產生升力非常重要。而現今我們研究大腦的情況，在我眼中就處在一種類似當時的階段。

舉例來說，歐盟的人腦計畫想要複製大腦的一部分，但我們還不知道大腦運作所依據的原理。我認為，人類的科技根本還沒發展到能複製大自然的境地。我們應該要先找出大腦的翼

剖面，也就是人類心智能力運作的原理。對我來說，這就是大腦的密碼。

　　或許我們的大腦既非電腦，亦非幾百年前的科學家所假設的鐘錶。它比較是一個超有機體，由大約一千億個活躍分子（即腦細胞）所組成；而這些活躍分子所依循的運作規則，說不定比一個螞蟻群落或巨型魚群更簡單。總有一天，我們會在生物書上，讀到人類的大腦與心智能力是如何運作的原理。不過，這還要多久，當然還是個未知數。

Q 你要如何解開我們大腦的密碼呢？

　　我從不相信僅靠一個人的腦力，便能創造出人工智慧。這項任務可能需要十個或一萬個腦袋才能完成。不過，藉由新的協作科技，在人類歷史上，我們首度可以讓成千上萬名分散在世界各地的科學家連結起來；而如果他們能同時聚焦在一個主題上，說不定就會有所突破，甚至能解開我們所說的大腦密碼。

Q 虛擬實境在我們大腦裡是如何作用的呢？

　　一些有趣的理論指出，眼睛這個視覺器官的演變，直接影響了我們大腦的發展，特別是當演化史上的第一批動物離開水域，到陸地上生活時。虛擬實境從根本上拓展了我們看事物的視野，你眼前不再只是一面電腦或手機螢幕，而是三百六十度的環繞式螢幕。由於視覺對人類的大腦是如此重要，這種體驗

不僅影響了大腦，也進而影響了我們的創造力。

除此之外，視覺虛擬的世界在日後可能會比我們所體驗的真實世界更加有趣。當你置身馬爾地夫，雙腳埋在溫暖的沙裡，眼睛望著白雲如何飄過藍天，這當然很讓人放鬆療癒。可是，拜虛擬實境之賜，如果現在天空有一隻龍飛過，或你可以在一個電腦遊戲裡跟同事互動，事情會更好玩。你可以根據當下的喜好與興致，隨心所欲地體驗世界各地的即時情景，而且比起為了探險搜奇及體驗而遊歷世界，這樣做所留下的碳足跡要明顯低得多。人們從虛擬世界裡所能得到的樂趣，可以比在真實世界裡還多。

Q 這對群體生活意味著什麼呢？

人與人要真正碰一次面，情況有時複雜得令人難以置信。然而，透過網路則不受距離的限制，要見面就容易得多，差別是沒辦法碰觸到對方。現在我們雖然沒有直接接觸，還是能在虛擬世界裡進行談話；而我們之間缺乏的那種面對面時才能接收到的費洛蒙或談話對象的氣味，或許有一天我們將能夠以人工分子即時製造出來。所以，未來在虛擬世界裡進行意見交流，效果至少會跟在真實世界裡一樣好。

Q 可是明明可以親自碰面，為什麼還要這麼費力地去製造及噴灑人造化學分子？

就是因為親自碰面有時根本沒那麼簡單。你得找到共同的

時間來約，然後只要有人這個時間不行，就得再延後。虛擬實境提供了生物性真實世界所沒有的無數可能性，我從二十幾年前開始，一直都是擴增實境（Augmented Reality）和虛擬實境眼鏡的愛用者。現今，你幾乎無法再區別虛擬與真實世界的差異，這方面的技術不管在過去幾年或幾個月都有巨大的進展。一旦你習慣虛擬實境裡眼前有六面螢幕的情況，就會覺得只有一面螢幕有點貧乏。虛擬世界會讓人上癮，這一點從電玩遊戲產業已經可以看出端倪。

Q 神經心理學家路茲‧彥克說：人是社會動物，在小群體裡會覺得最舒適。如果以後大部分的人都戴著虛擬實境的眼鏡，這樣的群體不就消失了？

　　情況也可能恰好相反，因為比起過去，現今的人更有機會從許多團體或社群中選擇朋友。我在臉書上有一萬個朋友和聯絡人，而這肯定比端坐村子裡的大樹下，看人們三三兩兩閒步而過的時代更多。

　　沒錯，我們是社會動物，這一點毫無疑問。在網路上，我可以為自己量身打造社交對象，我跟自己覺得有意思的人當朋友，如果想認識一些新鮮有趣的人，就開啟隨機亂數生成器，不過當然要附加條件：例如跟我有共同嗜好或電影品味的人，或不要有亂七八糟的怪人來加我為朋友，標準隨你來定。

　　我幾乎不需要在真實世界裡活動，就可以擁有社交網絡。而這使得真實世界裡人與人的相遇顯得更加珍貴，因為它變成

某種很特別的東西：你可能只會與那些跟你溝通良好且充分理解的人真正碰面。而這是從你來自世界各地的朋友中精選出來，也遠遠超出過去定義我們社交網絡的部落或村落界線。

Q 人工智慧會不會有一天跟人腦同樣聰明？

智能不只發生在大腦當中，身體和環境也扮演非常重要的角色。我們製造出遠超過自己身體力量的挖土機，也發明了看得比自己肉眼要遠得多的望遠鏡，所以為什麼不在哪天生產出一部比我們自己還聰明的機器呢？

Q 這部機器也能機智反應並具備幽默感嗎？

人工智慧能從談話對象的臉部表情辨識出他的注意力，甚至經常比真人更快速且準確。至於我們是否有朝一日能做出一部在許多方面都跟人類很像的機器，則取決於未來的發展。除了所需的生物原理會比我們現在能了解或建造的還要複雜，基本上我看不到能阻撓這麼做的實質障礙。

Q 兩個人對話時，經常有許多「盡在不言中」的默契。一部機器也能充分理解這些嗎？

我們目前正計畫建造一種未來能陪孩童一起上學並一起學習的機器人。機器應該也可以像人類一樣經歷相同的教育過程，並因此有機會更加認識人類的世界，或許甚至了解人類的幽默。誰知道呢。

Q **在未來有可能讓大腦不死嗎？例如以軟體形式把它上傳到某種物質裡？**

這樣的說法是一種電腦類比，這種思維其實會阻礙而不是促進我們了解智能的原理。一來，人腦本來就不是電腦，而我們也經常太過聚焦在大腦，在個別的腦細胞之上。

我們的存在與生命，有一大部分是決定於基因與成千上萬種蛋白質之間的相互作用。許多動物根本沒有腦細胞，但依然展現出相當有趣的行為。我不相信人的智能或像大腦這樣的器官，可以讓人儲存在隨身碟裡。大腦是以我們的物質世界為本而打造並達成最佳化，它鑲嵌在我們身體與周遭環境高度複雜的相互作用之中。

Q **你在2012年與羅夫‧懷弗（Rolf Pfeifer）教授共同開發出類人型機器人Roboy，而它身上所採用的最新科技之一便是「具身智能」（Embodied Intelligence），這究竟是什麼呢？**

「具身智能」的意思，就是我們的智能需要一個身體。我的大腦不需要精準運算要怎麼握住一個杯子，我就是知道，因為在人體這副行動裝置裡（以此例來說是手的設計），潛藏了許多智能。此外，我們以身體經驗到的東西，不管是聽到、看到或感覺到，決定了我們所能想像的概念。

我們的思維在真實世界裡經常有個相應的對等物，一顆蘋果掉在地上，我們看到它跳了一下，就能想像它逐漸減弱的跳

動。人們每天都在經歷兩個物體碰撞或接觸時會發生什麼事，也就是第二個物體會移動或改變。我們也常常沒有意識到，周遭的物質世界如何界定和限制了我們能思考哪些抽象事物。假若我們生活在一個像木星這樣的氣態巨行星上，一切都咕嚕咕嚕作響，幾乎沒有任何固態物質，應該很難理解作用力和反作用力的概念。

不過，具身智能也意味著，人們能夠理解並知道擁有身體代表著什麼。如果我們是一個藏在電腦裡，得推敲外面真實世界的黑盒子，應該很難理解「他的個性溫暖，能依偎在他身邊的感覺真好」這種感受；即使是人，就算你有最好的頭腦，沒有身體也理解不了。沒有身體的話，我們就缺少能將「溫暖」、「想依偎在他身邊」這些訊息透過神經系統傳導至大腦的感應器。

我認為，智能產生自我們身體、環境與物質定律的相互作用，個別研究某種現象是不夠的。Roboy的構想是一種新世代機器人的先驅，它在人工智慧的研究中一併考慮了身體及其與環境的互動，並直接體現及運用了最新原理。想對某些東西有所了解，或想創造某些新事物，你必須先掌握原理——沒有第二句話，就是這樣。

Chapter 10

變憂鬱的是人，不是大腦

藥學家菲力克斯·哈斯勒（Felix Hasler）批評生
物精神病學的「精神疾患是大腦疾病」的理論，
他說，在科學研究上，至今並沒有發現與此相應
的標記。

Q 精神上的疾病是大腦的疾病嗎？

　　這是一個很大的爭議點。神經科學發展在1980年代中期的大轉折，使人們想摒棄過去對神經疾病與精神疾病的傳統區分法。他們說，由於情緒、認知或意識都發生在大腦裡，所有在那裡產生影響的失調現象，基本上全是大腦錯亂。到了2000年左右，學術界則開始愈來愈常提到「神經－精神疾病」，他們說，把某種疾病區分為神經或精神疾病的作法太武斷了。而我認為這也不對，因為神經疾病與精神疾病之間，當然存在非常根本的差異。

Q 這些差異如何顯現呢？

　　在十九世紀生物精神病學的第一波高潮，也就是神經解剖學的輝煌時代，許多醫師都相信精神疾病就是腦子生病的時候。當時，德國的精神病學家威廉・葛利辛格（Wilhelm Griesinger）及其同事，解剖了一些死亡病患的大腦並確認：不管是憂鬱症或精神錯亂（當時是這樣稱呼思覺失調症）患者的大腦，都沒有任何肉眼可見的變化。這一點與大部分的神經疾病截然不同，例如在帕金森氏症或多發性硬化症患者身上，都可以清楚看到異於正常大腦構造的變化。

　　在葛利辛格的時代一百年之後，科學上對此的探索，開始偏離從解剖上找病變，轉而尋找功能性的轉變。1984年《壞掉的大腦》（*The Broken Brain*）這本書出版了，作者是美國精神病學家南西・安卓森（Nancy Andreasen），她在書中疾呼一

種「新的精神醫學」之必要，這本書後來變成了暢銷書。安卓森做出的保證是，未來我們可以藉助新的醫學成像技術來觀看活生生的大腦，並確認思覺失調症這類患者的腦袋裡有什麼東西「壞掉了」。這樣的認知，理論上應該會對精神疾病帶來較合理的治療方式。

打從1990年代中期開始，醫學界就特別採用功能性磁振造影技術（fMRT），在憂鬱症、躁鬱症或其他精神疾病患者的腦部，搜尋是否有功能性異常。然而，從那時候起所進行的無數檢驗，都沒有顯示這些人的大腦出現了在其他實驗中可以被有效重現的變化。

有個故事在這裡特別值得一提，人們一開始在思覺失調患者的腦部磁振造影成像中，發現了腦室擴大的現象。於是，有很長一段時間，這一點都被視為是精神疾患會出現可證實的神經病理變異之範例。人們認為，大腦皮質的減損（也就是大腦縮水了）是思覺失調症所造成的。可是事情根本不是這樣。2011年有幾個不同的大型研究（包括安卓森自己的研究）都顯示，那些病患大腦的變化，其實最可能要歸咎於他們所服用的處方藥，而不是疾病本身。[1] 藥物治療時間的長短與抗精神病藥物的整體用量，都與大腦灰質和白質的減少高度相關。這是一個讓人憂慮的發現。而安卓森寄予厚望的構想：藉助遺傳學與大腦研究的方法，找出精神疾病患者的大腦哪裡「壞掉」且該如何修復，至今根本連初步履行都談不上。

現今我們對精神疾病的診斷方式，還是跟五十年前一樣：

透過跟病患本身及其家屬談話。有關精神疾患生理學上認知的不足，也導致幾十年來根本沒有任何一種真正新的精神病藥物上市。所有今天用來治療精神疾患的藥物，都是源自1950年代及1960年代意外的發現。製藥業者之後所推出的所謂me-too或me-better藥物，②不過是原型藥物的許多變化型式而已。

Q 你說大腦該如何「修復」至今未明。那為什麼許多罹患精神疾病的人還是會被開處方藥呢？

為治療精神疾病所開出的處方箋，還在逐年增加中。③這些藥物當然絕對有顯示出效果，然而並不是人們告知我們的那樣。它們會被解釋為是完全針對大腦特定迴路進行干預，然後在那裡發揮藥效，例如將分泌不足的神經傳導物質加以平衡。然而，精神抑制劑並非專門作用於抑制精神疾病的妄想症狀，這類非常強效的鎮定藥物，基本上是乾脆讓整個大腦系統關機，而其後果當然是幻覺與妄想經常再度重現。不過，對一個相信有魔鬼糾纏自己、深受精神疾病劇烈折磨的人來說，這種藥物無疑是一種救星。

Q 那麼有關抗憂鬱藥呢？

我們在過去幾年所聽到的批評都是：抗憂鬱藥當然也有效果，但藥效因人而異。只要看看整合所有進行過的研究，而不只是公開發表過的研究統計分析，就會發現早在十多年前，人們就確認安慰劑也能達到八成五的藥效。④只有對重度與非常

重度憂鬱的患者，抗憂鬱藥的效果才會好過安慰劑。

絕大多數的憂鬱症，你都可以從患者個人的生命經歷中找到原因。變憂鬱的是人，不是大腦！只有比例非常少的人生病了，或許是所有憂鬱症患者中的3%到4%，在他生命中沒有顯而易見的原因或不順利的遭遇，能解釋他為何發病。這些人覺得自己在家人與朋友圈中備受呵護，也熱愛工作，然而，有時候他們即使面對晴空萬里也深覺憂鬱。因此，在這些少數例子裡，推測是否有生理因素涉入，並試著以抗憂鬱藥來治療，當然絕對合理。

在精神疾病藥物的使用上，經常存在著巨大的矛盾，醫院一方面每天理所當然地開出這些藥方，另一方面卻不確知其藥理機制的作用方式。鋰鹽就是一個很好的例子。早在1940年代，它就被發現具有撫平情緒波動的效果，一直到今天，鋰鹽可能都還是治療躁鬱症最有效的情緒穩定劑；但我們都還無法弄清楚它為什麼有效。一種抗精神病藥物的短期介入，基本上都是有助益的。然而，以藥物治療的時間愈長，事情就會變得愈棘手。病患一旦服用藥物太久，不僅會對藥物產生依賴性，這種精神疾病也經常演變成多年病根，最糟的狀況是最後成為殘疾。

Q 還有哪些其他選擇呢？

心理治療法是最重要的其他途徑，不過這當然得視案例而定。在精神病學的醫療領域裡，常見精神疾病患者與嚴重精神

疾病患者之間，存在著巨大的差異。所謂的常見精神疾病，像輕度到中度的憂鬱、焦慮或強迫症狀，大部分的人一生當中可能在某個時候都會有，就某種程度來說，這是人類天性的一部分。在這個尺標的另一端，則是那些有著嚴重精神疾病、很早就發病且病魔纏身多年的人，例如妄想型思覺失調、分裂情感性疾患或重度躁鬱症等，還經常伴隨著酒精與毒品濫用的問題。

患有常見精神疾病的人，在醫療體系中經常被過度關照，只因他有點心情不佳，家庭醫師就會開出選擇性血清回收抑制劑（Selective Serotonin Receptor Inhibitor, SSRI）這種抗憂鬱藥。但那些罹患精神疾病多年且病情嚴重的人，所受到的關照卻經常相對不足。這些是很難應付的病患，他們會製造麻煩，缺乏病識感，而且不想乖乖吃藥。精神科醫師與護理人員在面對這種病患時，經常全然無助，這部分的精神醫療體系基本上已經完全面臨極限。而許多最需要治療的長期精神疾病患者，最後都流落街頭淪為街友。

Q 什麼才是正確的治療方式呢？

由於事關個別案例，我們不能一概而論，得依許多因素而定。對一個身體健康，但正卡在人生某個晦暗憂鬱階段的年輕人來說，或許只要耐力運動就幫得了他。這可以有絕佳的效果，比抗憂鬱藥還好，也更持久長效。或許一開始這個年輕人得強迫自己，才能做到每天出門慢跑一小時，但是他很快就會

發現這對自己非常有益。不過,如果這個憂鬱的病人已經高齡七十五歲,而且還可能已經裝了人工膝蓋,運動這一回事當然就沒什麼效用。但他還是有傳統抗憂鬱藥之外的選擇,好比植物性藥方。除此之外,還有各式各樣的心理治療法,或像「覺察減壓」⑤這類較新的對策。而這方面已經有幾十個專為手機設計的應用程式,尤其是數位精神醫學變得愈來愈重要,例如,遠端精神諮詢、網路自助團體論壇或互動式視訊會議,所有這些現在都很流行。

Q 這些是針對憂鬱症患者的對策,那麼患有嚴重精神疾病的人又有哪些選擇呢?

即使是思覺失調這類精神疾病,也不見得非以藥物來治療不可。許多專業人士或家屬經常認為,思覺失調症是一種嚴重到只有藥物治療才應付得了的病,但這種看法只在某些情況下才正確。

雖然1940年代和1950年代的心理分析師,也沒辦法在諮詢室的沙發上治好那些思覺失調症患者,但自1960年代、1970年代開始,社會精神醫學領域卻提供了效果良好的另類替代概念。他們試圖在治療上不使用或盡量只用很少的藥物,而我想到的是像梭特利亞之家(Soteria)⑥這種提供給急症精神病患的短期住院治療。患者可以在一種受到保護且有密集照護的環境中,度過自己的精神危機,等候危機自行消散化解,而情況確實經常如此。畢竟精神病症狀本來就不會一直都在,

有三分之一的精神疾病患者一輩子只發病一次，另外有三分之一的病症終究會再度復發，剩下的三分之一則是長期病患。

Q 人腦計畫想模擬人腦，以便有朝一日能更有效地治療疾病，是嗎？

針對這一點，那些神經科學家為此吵得不可開交。它已經是個有趣的方案。在人腦計畫尚未獲准通過前，有些批評者說：「這麼異想天開的事，你們不會是認真的吧？你們在這裡承諾的，絕對永遠做不到！」而贊成者則反擊：「我們只要匯集所有可取得的研究資料，並以此在大型電腦裡盡可能真實地模擬出大腦，就可以獲得強大的運算能力與人工智慧，來建構出一種全面涵蓋的大腦理論。」

如今這個計畫已經運行了好幾年，有關「腦科學研究的登陸月球行動」，變得無聲無息。不過，這個燒掉歐盟十億歐元研究經費的計畫，肯定得拿出什麼，交點成績出來。說不定會是一種新型程式語言、一種新的儲存媒體，或某種創新的機器學習演算法，當然還有千百萬張色彩繽紛的圖片，以及令人印象深刻的電腦動畫。但最後，我們還是無法理解大腦。

原本他們甚至還說，這個模擬的大腦日後也可以用來測試精神病新藥的效果。這種說法簡直荒謬至極，如果連在臨床試驗裡以真正的病人來進行測試都行不通，憑什麼它可以在電腦上運作？就算它有如此令人咋舌的運算能力？

一種電腦模擬測試要行得通，始終必須符合這一點：就算

系統涵蓋複雜多樣的大量因子，而且因子之間的相互作用混沌隨機，但人們了解其基本運作原理。天氣預報就是最好的例子。氣象專家知道在某些雲層狀態下會發生什麼事，還有在特定氣壓條件下降雨機率會有多高。以這樣的知識，再加上大量即時與先前的觀測資料，便可以透過電腦模擬來運算出較準確的天氣預測，至少對接下來的兩、三天是可行的。然而，這之所以行得通，是因為我們知道自己想檢測的系統原則上是如何運作的。可是在腦科學研究上，完全不是這麼一回事。

Q　精神病學家暨精神醫學批判者馬克・路弗（Marc Rufer）說，精神疾病是一種社會建構物。這個說法正確嗎？

這種觀點是源自1960年代深受馬克思主義影響的知識社會學。基本上我同意路弗的說法，但同樣地，事情其實更為複雜。精神疾病患者所感受到的痛苦是真實的，在人際關係上退縮、飽受被跟蹤的恐懼焦慮折磨、腦袋裡的聲音、想自殺的念頭等等，這些都不是「體制」、醫師或藥品工業捏造出來的。

問題是：我們到底該如何稱呼這種形式非常特別的痛苦？這裡所謂的「社會建構物」就出現了。眾所皆知，語言對人類總是能起一些作用，尤其在患者及家屬聽到診斷結果是「精神分裂症」（今稱思覺失調症）之時，荷蘭的精神科病學家吉姆・范・奧斯（Jim van Os）曾說過這簡直是一種「毀滅式診斷」。

我們在這裡可以有許多建議，包括完全摒棄精神診斷這樣

的作法。這當然值得考慮，正如我們也可以好好思索，精神病學是否非得放在醫學領域裡不可。畢竟精神病學診斷術並非具備一般臨床診斷標記，像血液檢驗值、磁振造影鑑定或心電圖的典型醫學。精神病學的診斷，純粹是一種專家共識。一般來說，也就是那本深具影響力的《精神疾病診斷準則手冊》（*Diagnostic and Statistical Manual of Mental Disorders*, DSM），這是精神疾病診斷學的聖經，由美國精神醫學學會裡的一群白種男人共同編寫而成。其內容是透過表決方式產生，例如：X是一種獨立的病狀嗎？如果是的話，那A、B、C是它的症狀嗎？精神病學缺乏生物標記，至少在一門專業夠不夠科學這方面，是最大的問題之一。

精神疾病診斷在某種程度上是武斷的，許多生物精神病學的擁護者說：「正因為這些診斷是如此專斷，所以我們在大腦裡搜尋與它有關的生理徵狀時，根本什麼都找不到。」這到底意味著什麼？我們可以用美國國家心理衛生研究院（NIMH）的例子來說明。這個機構附屬於美國衛生部之下，是精神病學生物研究全世界最大的贊助者。不過，即使他們對精神科診療進行了幾十年的生物研究，還是沒有任何臨床上的重要發現，機構裡的科學家公務員於是面臨了一個困難的抉擇：是應該改弦易張，不再進行大腦研究？還是像他們現在所做的那樣，放棄精神醫學診斷？而他們在2011年做出了決定：「我們相信大腦，不相信《精神疾病診斷準則手冊》。」

Q 這對未來意味著什麼？

美國國家心理衛生研究院當時推行了所謂的「研究領域標準倡議」（Research Domain Criteria-Initiative），這意味著，研究人員應該完全撇開精神疾病診斷學那一套，在某種程度上重新出發。他們該依循的原則如下：收下所有因精神出現狀況而被送進醫院的病人，並盡可能對他們進行全面的遺傳基因與神經成像檢驗。之後，所有蒐集到的資料會被共同分析——這裡的關鍵字是「大數據」——然後從中得出客觀的結果。目標是根據腦部檢驗及遺傳基因分析，將病人加以分類。

這確實是非常創新的作法，卻也有可能根本就行不通。因為大腦個別功能的區分，本來就不像多用途的瑞士刀那樣，一個個分得清清楚楚。當任務對認知能力要求較高時（而誰又會否認這正是罹患精神疾病者的狀況），總是整個大腦都參與其中。此外，還有身體的其他部分。大多數的神經科學家早就明白這一點，研究精神疾病時把大腦當成個別器官在實驗室裡檢驗，根本沒有多大意義。

Q 從你的敘述中似乎可以得知：罹患精神疾病的人，比其他病人更迫切需要有個好醫師。

沒錯，這正是重點。因為跟隨任意武斷的診斷而來的，經常是任意武斷的治療。一名病患日後的人生如何演變，會因為他一開始是如何接受治療而全然不同。當我因為情緒憂鬱而去看家庭醫師，然後醫師在十分鐘的談話後，開了選擇性血清回

收抑制劑給我；幸運的話，或許我在幾週之後就不再憂鬱，並且能夠把藥停掉。但如果那種抗憂鬱藥對我無效，甚至產生強烈的副作用，我可能因此輾轉難眠，然後很容易就掉進精神病藥物的漩渦裡。

於是，醫師現在還會開苯二氮平（Benzodiazepine）這種安眠鎮靜藥物讓我鎮靜，與一些「Ｚ字頭的藥」⑦幫助我入眠。

我的抗憂鬱藥說不定還會在某個時候引發一段輕度狂躁期，然後醫師會說：「你根本不是憂鬱，而是躁鬱。」於是我在此同時可能已經轉看精神科醫師，然後又會拿到一種情緒穩定劑。藥一種又一種的來，在最糟的情況下可能很快就拿到五、六種，於是我完全被過度治療了，儘管我的症狀一開始很輕微，而且這樣的治療根本完全不合理。

繼續這個例子：假若我一開始看的是另一位醫師，而他對我說：「讓我們先等一下，你也可以考慮要不要做心理治療或分析。」說不定那種憂鬱的情緒，可能自動在兩、三週之後就消失了。假若我決定接受心理治療這種作法，還能學習更加認識自己與人生，以及未來應該怎樣把人生這條路走得更好。

Q 但是也有那種不想等候的病患，對吧？

當然，家庭醫師或精神科醫師並非總是立刻就開藥。德國政府自2015年開始，在官方版的醫師準則上甚至明言，對症狀輕微的憂鬱症患者，抗憂鬱藥不該再是優先治療手段。不過，確實有許多病患是抱持著一種「快速修復」的想像就醫：

「找出我得的是什麼病，然後想辦法盡快把它醫好！」而且他們通常會立刻要求醫師開藥，以排除他們自認為的大腦血清素不足的問題。但是這頂多在一些例外情況才行得通。因為除非是急性創傷經歷，精神問題一般都是經年累月，有些甚至是幾十年的時間發展而來，而那些症狀所顯現的不過是長久歷程中的最後一段。即使抗精神病藥物短期有效，你還是別無選擇，必須密集探索自我並深切思考如何走自己人生的路。

Q 在憂鬱症患者的額頭注射肉毒桿菌後，有些人的憂鬱情緒獲得了緩解。[⑧] 這是怎麼一回事？

在憂鬱症患者身上似乎做什麼都沒有太大的差別，不管做什麼都會有大約三成到五成的反應率。你可以架起日光燈、做運動、注射肉毒桿菌、服用藥物、到森林去散步，或接受電療。無論是何種介入，始終都有大致相似的反應率。而最大的問題是：到底是什麼在產生作用？我們毫無頭緒。或許所有上面提到的這些觸媒，如藥物、肉毒桿菌、運動等等，都能透過不同機制啟動隱藏的復原因子，並因此幫助患者克服憂鬱的情緒。但這終究還是一個謎。

Q 潛意識是位在大腦的哪個部位呢？

我們連意識在哪裡都還不知道。假若有一天大腦研究真的釐清了這個大問題，自然就能夠開始尋找潛意識的神經生物關聯性。佛洛伊德本身也很熱中大腦研究，當時他認為，人們根

本還沒有這樣的科技來定位出大腦中的潛意識。因此，他發展出心理分析理論，這算是探知人類內心深受壓抑之衝突的暫時解決方案。然而他相信，所有這些終有一天都可以在科學上得到證明。

我在蘇黎世大學精神科醫院做過幾年的致幻劑（即迷幻藥）研究，而這類物質有一點很有意思，它們的成分會喚醒人的意識，讓人處在一種完全清醒但又同時像置身夢境的狀態，而在這種狀態裡，人性中某些最深沉古老的東西會浮現。LSD致幻劑和迷幻蘑菇類的賽洛西賓，似乎能讓人直接開啟潛意識的機制。至於此時大腦裡到底發生了什麼事，沒有人知道。

Q 大腦裡有容納靈魂的空間嗎？

當代大腦研究對此的答覆是：沒有，完全不可能。意識是大腦一次生物物理作用的結果：心智就是大腦在做的事（Mind is, what the brain does!）[9]。近代腦科學研究早就不再相信過去身心二元論這一套，任何還相信有一個獨立自主靈魂存在的人，都不免被指責為是穿越自啟蒙時代之前的「天真無知的唯實論者」。

不過，許多哲學家的看法截然不同，即使在神經科學家當中，抱持某種雙面態度的人也不少見。在學術工作環境裡，幾乎不會有人談到靈魂這回事，但私底下，你當然可以主張自己擁有靈魂。假若一個從事腦科學研究的人失戀了，應該也不會這樣想：這是一次令人厭惡的社交經驗，而自己正承受著大腦

邊緣系統情緒處理網絡失衡之苦。

Q 人在死後還會有某種「生命」存在嗎？儘管意識隨著死亡也消散了。

從神經科學上的既定觀點來看，完全可以排除這種可能性。當一個人的大腦最後一個神經元停止活動，從醫學上來說，這個人已經腦死，意識已不可挽回地消失，就是這樣。而科學上也不斷強調，完全沒有任何跡象顯示，在生物學上的死亡之後，還可能留存著什麼，實在可惜。

不過，這種說法其實顯露出相當程度的傲慢。對於人類死亡之後是怎麼一回事，我們又怎能知道得如此斬釘截鐵呢？有關瀕死經驗的廣泛研究，[10]正好讓人知道情況或許完全不同。

Q 神經科學家是否曾對那些把自己充當媒介，而且宣稱能與亡者搭上線的人，進行過研究？

大部分的腦科學家應該對這種研究避之唯恐不及。來自「奇異現象學」領域的主題，通常被視為不夠嚴肅，而且是一種偽科學，對自己的學術生涯絕對無益。

不過有一個例外，在德國弗萊堡（Freiburg）有一所心理學暨心理衛生學邊緣領域研究院（Institut für Grenzgebiete der Pyschologie und Psychohygiene），自1950年代起就致力於研究超自然神祕現象，例如鬼怪幽靈或具預言能力的人。但是，任職這個機構的心理學家與神經科學家，還是得面對學術界大部

分同僚的偏見。

奇異現象通常被視為是騙局、心理假象或錯誤解讀，不過長久以來幾乎不間斷的批評，也很早就讓這些異象研究者發展出極度堅實可信的研究方法，與幾乎不可能被操弄的試驗規則。例如，當受試者應該在實驗中預測出一序列的數字時，此目標數字會以亂數生成器來產生，而且是使用真正的放射性分解技術。因此，完全沒有任何可供操弄的餘地，即使是在無意中。不過，儘管在如此嚴密的實驗條件下，還是經常有某些無法以科學合理解釋的現象得到了證實。這真的很有意思。

Q　大腦這種物質是如何讓感官世界形成的？

在澳洲哲學家大衛・查爾莫斯（David Chalmers）眼中，這叫「無法解答的意識難題」，[11] 他曾表示，即使科學家在未來的十個世代或在一千年裡，可以把整個大腦運作過程了解到量子般精細的程度，應該還是解釋不了吃一顆鮮紅欲滴的草莓是怎麼一回事。

專家簡介　菲力克斯・哈斯勒（Felix Hasler）

　　出生於 1965 年，在伯恩大學就讀藥劑學，1997 年獲得博士學位。1999 年至 2010 年任職蘇黎世大學精神科醫院，在神經心理藥理學與腦成像工作團隊裡，進行有關實驗性精神病及致幻劑成分藥理學的研究。2010 年後，在柏

林馬克斯・普朗克（Max-Planck）科學史研究所進行研究。目前於柏林洪堡（Humboldt）大學心智與大腦研究所擔任研究員，同時是萊比錫馬克斯・普朗克認知與神經科學研究所客座學者。哈斯勒也是科學記者，2010年出版《神經神話：一場對大腦研究解釋權力的文字論戰》（*Neuromythologie. Eine Streitschrift gegen die Deutungsmacht der Hirnforschung*）一書，在書中批評生物化約論的盛行，並主張對神經科學提出更多質疑。目前哈斯勒正著手撰寫《終點站大腦：生物精神病學的起與落》（*Endstation Hirn. Aufstieg und Fall der Biologischen Psychiatrie*）一書。

附註

① B. Ho, N. Andreasen, R. Pierson, V. Magnotta: Long-term antipsychotic treatment and brain volumes : a longitudinal study of first-episode schizophrenia , *Archives of General Psychiatry* 68 (2011), S. 128~137

② 譯註：爲了避開專利藥物的產權保護，廠商通常會以現有藥物爲先導物進行研究。me-too 與 me-better 便是這類根據原型藥物改良的創新藥，雖然對既有藥物的化學結構進行些許改變，但作用機理和治療效果都很類似。

③ U. Schwabe, D. Paffrath, W. Ludwig, J. Klauber (Hg.) : *Arzneiverordnungs-Report*, Heidelberg 2019.

④ I. Kirsch, B. Deacon, T. Heudo-Medina, A. Scoboria, T. Moore, B. Johnson: "Initial severity and antidepressant benefits: A meta-analysis of data submitted to the Food and Drug Administration", *Public Library of Science Medicine* (2008) 5 (2): e45.doi:10.1371/journal.pmed.0050045

⑤ 譯註：這是一種有實證基礎的課程計畫，結合覺察冥想、身體意識、瑜珈等方法，來對行為、思維、感受等進行探索，目的是減少壓抑苦惱，並增加幸福感，以幫助有壓力者、焦慮者或憂鬱者。

⑥ 譯註：Soteria 來自希臘語，有「保護、放鬆」之意，1970 年代源自美國的一種實驗名稱，重點是不使用或只使用少量精神科藥物來治療急性精神分裂症。主張在正常、開放、類似家庭的環境中，提供病患心理治療，使其感到受保護與放鬆。

⑦ 即佐匹克隆（Zopiclon）、佐沛眠（Zolpidem）、扎來普隆（Zaleplon）這三種與苯二氮平有關的藥物。

⑧ A.Wollmer, C. de Boer, N. Kalak et al. : "Facing depression with botulinum toxin: A randomized controlled trial", *Journal of Psychiatric Research*, Volume 46, Issue 5, S. 574~581.

⑨ 譯註：這是馬文・明斯基（Marvin Minsky, 1927~2016）的名言，他是美國科學家，專長領域為認知科學與人工智慧。

⑩ 荷蘭心臟病專家皮姆・范・洛梅爾（Pim van Lommel）對瀕死經驗進行研究，並主張人的意識在死後仍留存的理論。洛梅爾與上千個曾經有過瀕死經驗的人對談並進行研究，其學術研究成果發表於《無盡的意識：有關瀕死經驗的醫學新事實》（*Endloses Bewusstsein. Neue medizinische Fakten zur Nahtoderfahrung*, 2009）一書中。

⑪「意識的難題」指的是這類問題：解釋視覺、聽覺或感覺這些大腦作用，為何及如何伴隨著體驗。

Chapter 11

我們沒辦法記住自己一生做過、吃過、喝過或錯過的一切

心理學家潔西卡·彼得（Jessica Peter）研究老化的大腦，她說明為什麼我們必須遺忘，還有老年人的腦在哪方面比年輕人的更強。

Q 為什麼人會愈來愈健忘？

關於這一點，我們得先知道記憶有不同的型態。人類有情節記憶，那裡儲存了我們對某些個人事件的回憶，好比上次去度假的事；還有語意記憶，拜這種記憶之賜，我們知道瑞士的首都是伯恩。或許我們不記得自己是什麼時候或是怎麼學到的，卻知道事情就是這樣。這裡所說的是一種知識，而基本上我們不太容易像忘掉情節記憶那樣丟失知識。只是在生命的過程中，大腦會經歷退化作用，而這會導致健忘或注意力障礙，此外，飲酒過度也會使記憶力受損。不過，我們還是很難下斷言說：一旦發生這件事或那件事，人就會變得健忘。

有太多不同的因素在彼此作用且環環相扣。更何況，人其實必須能夠遺忘，假如我們總記得一生所做過、吃過、喝過或錯過的一切，日常生活根本無法運作。試想，在你必須決定晚餐要煮哪幾道菜時，一生吃過的所有美食全都立刻出現在記憶中，此時你可得花上大把時間才能決定晚餐的菜單。如果你的記憶裡只儲存自己最愛的菜色，事情會簡單許多。

Q 針對健康的大腦，也就是健忘程度一般的情況來說，這一點只跟老化過程有關嗎？

老化只是部分原因。某些認知功能在老年會退化，所以年紀較長者會有反應明顯變慢或較難控制注意力等現象。然而，在某些事情上他們卻優於年輕人，例如他們一輩子所累積的知識。只是我們老年時，大多無法再好好記住新資訊。

Q 大腦是怎樣老化的？

其實不僅是年老時，基本上不管在人生的哪個階段，都有神經細胞會死亡。不過，除了神經細胞本身，它們彼此之間的連結也非常重要；而當我們學習某些東西時，這種連結會不斷新生或自我增強，這一點在老年也是如此。因此，即使是較年長者，大腦區域還是有成長的潛力。

Q 我們可以看出大腦的年齡嗎？

我們應該大多能清楚區分出二十幾歲的腦和七十幾歲的腦的差別。但是要區別二十歲和二十五歲的腦，我相信就會明顯困難許多，在這樣的時間跨距裡的變化非常細微。不過需要注意的是，大腦基本上看起來各有差異，兩個同齡者不見得就會有相似的大腦。

Q 年輕的腦與年老的腦之間，會顯示出哪些差異？

年紀較大的腦，可能會顯現出輕微中風的痕跡，或看得見血管沉積物，也就是動脈硬化。較老的腦的灰質組織，也會相對比年輕人的腦更小，至於充滿腦脊髓液的腦室（即大腦中的空腔），則會出現擴大現象。每天接觸大腦的人，好比神經放射科的醫學人員，很容易就能看出這些差異；但能不能根據一張磁振造影圖，就判斷出上面成像的大腦有多老，我對自己倒是沒什麼信心。

Q 大腦的功能從幾歲開始會逐漸退化？

這得依你所認為的功能是什麼而定。在必須仰賴知識與經驗的事情上，年歲較大時表現會比較好。至於其他方面的功能，則是從二十五歲起就會開始逐漸退化。不過，在此同時我們也知道，就認知功能的能力而言，老年人之間的差異比年輕人明顯。顯然生活方式對這方面更具影響力。

Q 怎樣才能讓大腦盡量青春永駐呢？

健康的飲食、多運動、多與人相處，還有不斷給它新挑戰。就此而言，瑞士人的多語環境是有利的。你到日內瓦時得說法語，換到提契諾地區（Tessin）則會聽到義大利語，這種不斷得配合其他語言所進行的調整轉換，能保持大腦健康。

人們通常會去做自己已經比較擅長的事，避開自己所不熟悉的，可是其實應該相反。我們應該多去面對讓自己有點害怕的狀況，因為這是嶄新的經驗。它讓我們有機會成長並克服某些事，此外，大腦中的神經連結還會因此增強。每次當我們達成一個目標，下次就會更有信心再多跨出一步。所以，當你害怕一項挑戰時，不妨稍微想想：是什麼讓我害怕？這種恐懼成真的可能性又有多高？

Q 是什麼讓那些已經八十幾歲，記憶力卻好得像五、六十歲的超級老人，如此與眾不同呢？

如果你問那些超級老人一輩子都做了哪些事，他們會說自

己做過許多事，有很多興趣，經常到處旅行，交遊非常廣闊，總是不斷認識新朋友。當然，優良基因與運氣，也扮演一定的角色；還有健康的生活，例如：不吸菸、不過度飲酒、盡量少服用藥物，以及飲食營養均衡。地中海式飲食似乎對大腦非常有益，也就是多吃橄欖油和魚，南歐人大多很長壽。

Q 失智症患者是大腦發生了什麼事？

這得看是哪種類型的失智症。以最常見的失智類型阿茲海默症來說，患者的大腦會萎縮，灰質明顯變少；皮質內出現蛋白質沉澱而形成的斑塊；以及蛋白質聚集黏合的纏結。這是它的三種典型特徵。至於血管性失智症，則是大腦的血液循環出現問題，腦血管中有堆積物形成，不斷出現輕微中風現象。有血壓過高或肥胖問題的人，特別容易罹患這類型的失智症。此外，還有合併以上兩種症狀的混合型失智症，以及額顳葉失智症（Frontotemporal Dementia）。罹患額顳葉失智症的人，雖然會出現行為上的改變，記憶力卻相對保持良好。

Q 失智症患者是大腦的所有區域都生病了嗎？

在阿茲海默型失智症上，不管是蛋白質沉積的斑塊或黏聚的纏結，剛開始都只出現在某些腦區。然而，隨著病程演進，就會有愈來愈多腦區遭到波及。對記憶形成極為重要的海馬迴，很早就會出現退化的現象；而由於把訊息從短期或工作記憶傳送到長期記憶的功能發生障礙，新的記憶內容當然就沒辦

法再被儲存起來。患者會愈來愈健忘，而且愈來愈明顯地活在自己的世界裡。他們再也記不住新東西，新記憶的功能已經失靈。不過，大部分早年所學的東西，他們倒是還能記得滿久的，老記憶的運作依然有效。

Q 失智症是可以預防的嗎？

這個問題很難回答。不會錯的是：健康的生活方式對預防有益。然而，保證不會得失智症的終極指引，並不存在。你能夠努力以健康的飲食、不吸菸、避免每天喝酒、保持不讓自己過重，避免自己得到血管性失智症。但是，你可能什麼都乖乖做了，卻還是逃不過失智症的魔掌。

專家簡介　潔西卡・彼得（Jessica Peter）

　　出生於1978年，就讀班堡（Bamberg）大學心理系，於弗萊堡獲得博士學位並繼續進行兩年的博士後研究。2018年起任職伯恩大學精神科醫院（UPD），帶領自己的工作團隊進行研究。彼得在大學附屬的老年精神疾病及心理治療部門，主要研究老化的大腦，尤其是針對健忘現象。對老人認知功能的改變特別感興趣，並以功能性磁振造影為基礎，檢驗「經顱直流電刺激術」（tDCS）等非侵入性刺激，以及即時腦神經回饋，是如何影響記憶功能。
相關研究：www.tinyurl.com/jessicapeter

Chapter 12

腸道就像是爲大腦而存在的感官

精神病學家格雷戈爾‧哈斯勒（Gregor Hasler）
研究腸道與大腦之間的密切關係，並解釋為什麼
吃東西對身體是一種折磨。

Q 你在《腸道與大腦的連結》① 一書中提到，大腦與腸道彼此緊密連結，還說大腦是從腸道中生成的。這是怎麼一回事？

在演化歷史上非常古老的生物——水螅，牠的身體是由一道胚層包覆著另一道胚層所構成。而我們的腸道神經系統，也是以這樣的方式形成的。

生物體上最早發展出來的神經細胞叢集是在口腔周圍，也就是營養被攝入的位置。神經細胞群集在這裡，並變得愈來愈密，然後終於在某個時候形成神經節（ganglion），那是一種細胞體的集結，而大腦日後便是從中誕生。直到今天，腸道與大腦在許多方面都還是同一個器官。證據之一，是腸道與大腦裡有同樣的傳訊素；此外，藉由源自大腦並走向胃與腸道的迷走神經，人體由下而上也存在著直接聯繫。

Q 探討迷走神經的書很多，它為什麼如此特別呢？

首先，它將大腦和腸道彼此連結起來，而且它幾乎穿越了整個身體，因此也影響著我們的聲音、聽力與臉部表情。對我而言，迷走神經則象徵著身體與心智之間的全部。此外，早在佛洛伊德的時代，他就已經察覺到在自律神經系統② 與人際關係之間，存在著一種奇異的相互作用。當我們與共同生活的人處不來時，身體可能覺得不舒服；而假若我們不喜歡某個人時，會說：「我聞不到他」（即我受不了他）。

Q 　**你在書中寫的是「腸道與大腦」的連結，而不是「大腦與腸道」的連結，這意味著由下而上的連結比較重要嗎？**

　　就身體感受來說，沒錯。腸道就像是為大腦而存在的感官。它透過迷走神經傳遞許多訊息給大腦。而且根據2019年最新的研究顯示，我們的腸道組織裡有迷走神經的觸角，它延伸至上皮組織這個隔開腸道與周圍構造的組織層。這透露出大腦想知道下面的狀況。而且，光是80%的免疫系統都在腸道中的事實，就足以說明為什麼。

Q 　**這是因為我們從外界攝取的食物嗎？**

　　大部分能致病的物質，都是經由腸道來到體內。因此，腸道這第二個腦，必須鑑定我們所吃的食物。藉由免疫系統，它能辨識哪些是無害的、有毒的或是否含有異常病原。許多自體免疫性疾病都源自腸道，就連憂鬱症都可能在細胞激素（Cytokine）③的刺激下，經由腸道問題而引發。所有人應該都經歷過細胞激素氾濫的狀態，例如身體因得到流感而發炎時，也知道那種感覺有多糟，或許你還能忍耐有人端杯熱茶到床邊來，但會立刻希望任何人都不要來煩你。此時，我們經常備感壓抑沮喪，困在某種憂鬱情緒裡，甚至認為自己再也好不了。

Q 　**免疫系統是腸道－大腦連結中的訊息傳遞者之一，其他還有哪些呢？**

　　迷走神經。它會探測腸道黏膜是否正常，以及腸道肌肉組

織與神經的運作狀況，並從腸道裡可發現的大量荷爾蒙，將無數訊息繼續傳送給大腦。而其中一個非常重要的荷爾蒙便是催產素（Oxytocin），它能幫我們緩解疼痛，促進感情紐帶與人際關係的建立，並且在人們戀愛時扮演重要的角色。

Q 所以俗話才會說「通往愛的路得經過胃」？

沒錯。與所愛的人同坐一桌共享美食，很少有比這更讓我們覺得幸福的時刻了。

Q 會從大腦傳達至腸道的訊息又是哪些？

由上而下的路徑就比較沒什麼特別。通常是大腦透過壓力荷爾蒙向身體傳送信號，並使壓力神經（也就是交感神經）動員起來。不過，這主要也是因為壓力，大腦在演化史上有了這樣的職責，有權在緊急狀況下通知腸道：「停止消化運動，現在逃命要緊，立刻需要肌肉組織裡的所有能量」。

Q 所以是由腸道這個腦傳送訊息，頭上的那個腦下達命令嗎？

腸道這個腦始終享有很多獨立自主性，它不是上面那個腦的分部，這一點至今它還是記得很清楚，即使沒有大腦指令輸入，它也能自行運行。或許現在有人會說，它的主要功能更簡單。但是，要以一種令人印象深刻的規律性來攪拌食物，並將其小心翼翼地往前推動，也不如我們所想的那麼簡單。

Q 不過比起腸道，大腦最後還是占了上風。這其中發生了什麼事？

能夠辨識危險，被證明在演化上比較經得起考驗。腸道做不到這一點，但大腦可以。大腦負責對外的安全，能夠發出警訊；腸道則相反，它負責處理內部事務，於是看起來就變成了比較弱的那個。不過有趣的是，這兩種器官對外在世界其實都非常暴露，大腦是透過感覺器官，腸道則是經由口腔。腸道透過嘴巴吃下外面的世界，而我們卻經常忘記，吃其實是一種「折磨」：所有那些外來的可能危險，每天都會多次對我們的身體產生威脅。

Q 所以大腦得在食物的選擇上助一臂之力嗎？

是的。一方面是透過島葉（Insula）這個古老的腦區，它與腸道互動密切，早先或許具有協助評估食物的功能。另一方面當然是經由獎勵機制。大腦決定某種食物讓我們覺得好吃或感到反胃，也掌控著腸道並迫使我們學習，於是我們知道了哪些食物可以吃，哪些我們想要吃更多，還有該如何取得食物。我們總是自問為什麼人類有如此大的腦容量，而根據理論，那是因為人的社會本質。

不過，在2018年，這種說法被修正了：我們的腦容量大小，與吃這件事大有關係。人類在遠古時代成為優勢物種，是因為他在某個時候知道了如何儲存食物，如何把食物從某處運到另一處，還有該如何處理食物以將之保存過冬。

Q　嚴重肥胖的人是腸道與大腦之間的連結出現障礙嗎？

　　體重調節是非常複雜的機制。人體內有多不勝數、各種層級的因子、次因子與體重有關。像腸道裡的瘦素（Leptin）便是其中之一，它是一種飽足感荷爾蒙，每當胃裝滿食物，瘦素便會向大腦發出訊號。所以，在斥責那些胖子並告訴對方「好好控制自己」之前，我們應該要知道有些人有瘦素分泌不足的問題。他們從腸道到大腦的溝通管道失靈，發不出「吃夠了！」的訊號。

Q　腸道可能在幾種精神疾病上都扮演了一定的角色。它是如何影響我們的精神狀態呢？

　　我們在這方面的研究還只是開端，不過已經有研究顯示，腸道微生物對人的行為有很大的影響；還有一些則證明，憂鬱症或自閉症患者的腸道微生物，與一般健康的人有異。一開始，大家都認為這與病患較少活動身體有關，確實可能是因為這樣，他們的腸道微生物才會產生變化。不過，在後來的動物實驗中，研究者將憂鬱症患者的糞便植入老鼠的腸道，然後發現老鼠也出現憂鬱的現象。

　　我在蘇黎世大學醫院當助理醫師時，曾經診療過飲食障礙症患者，[④]他們不僅在飲食行為上失調，也大多有憂鬱與焦慮的症狀，自我價值感很低且沒什麼朋友。過去，醫學上總是從治療這類病患的精神入手，然後希望他們的飲食行為也會因此有所改善。換句話說：你得先把大腦治好，腸胃才能健康。但

是，我採用了另一種作法，我跟那些病患說：「這裡我們只談你怎麼吃，不談你的問題。」他們被指派的任務是重新調整規律飲食，並提高食物的多樣性。他們應該學習像對待大腦那樣去對待腸道，你必須要求且挑戰你的腸道。

接下來發生的事令人印象深刻：規律的飲食確實改善了病人的精神狀況。過去他們深受突發性暴食的折磨，每當自己又吞下一堆食物，就覺得自己是失敗者，因為自己又再度抗拒不了食物的誘惑。而在我們的門診治療下，他們能夠重新控制自己的飲食行為；⑤這不僅讓他們的生活更正常規律，也讓他們比較能再度融入社會，可以與家人或朋友同坐一桌。而他們的自我價值感，不需要特別治療，也自動得到了改善。自信心也是身體的安全感。

Q 在飲食障礙症的例子中，被治療的不是心理而是身體。那其他精神疾病呢？它們也可能不是腦袋生病嗎？

部分精神疾病的領域，太少注意到大腦是根植在一種社會環境與一個身體裡。許多精神疾病的症狀，像憂鬱症壓抑的情緒、思覺失調症的幻聽，或焦慮症發病時的恐慌感，大腦都具有決定性的支配力；如果運用腦深層刺激術（Deep Brain Stimulation）以電極刺激人腦，也可以在底丘腦引發狂躁，或在杏仁體引發恐懼感這類反應。這些都清楚顯示了，大腦在精神疾病上確實扮演一定的角色。然而，我們不能把大腦視為單獨存在的器官，它與身體是相互連結的。例如，恐懼也會被身

體知覺，會經由身體來表達，也會對身體產生作用。如今，探討身心醫學領域的人大多是心理分析學家，而他們現在愈來愈向精神病學靠攏。我們想從科學上檢驗這些作用。

Q 但有些學者批評，精神疾病在大腦裡並不存在生物標記，我們無法從中辨識到憂鬱症、思覺失調症或躁鬱症。你的看法是什麼？

生物標記其實是有的，像快速動眼睡眠期縮短、心率變異性減低，或大腦額葉裡的神經傳導物質麩胺酸變少，但沒有診斷標記。我們不能把精神病學拿來跟癌症研究做比較，癌症具有你能用來衡量病期發展並商討如何治療的明確指標。

生物標記的問題，主要不是精神病學，而是醫學的問題。許多慢性疾病，如腸躁症，都沒有明確的標記；還有一些腸胃問題，我們也找不出問題到底在哪裡。在風濕病學裡，下背部的疼痛被視為是腰部風濕痛，但這也不是確切的診斷。

除了少數像癌症這樣的例外，疾病的定義始終是以我們所生活的社會為標準。在一個主要關切議題是精神健康的社會裡，你只要有一點點比多數人不快樂或無法專注，就會立刻被注意到。然後，這樣的弱點會得到疾病數值，從而出現對它的診斷與治療。

Q 有研究學者認為，抗精神病藥並沒有針對患者的妄想症狀發揮作用，而是讓他的整個大腦系統關機。所以那些藥只

是強效鎮定劑嗎？

不是，它們並非強效鎮定劑。第一種在治療思覺失調症方面具備藥效的抗精神病藥，在歐洲叫Largactil，主要成分為氯丙嗪（Chlorpromazine）。它會阻斷好幾種不同神經傳導物質的受體，強烈的鎮定效果只是其作用之一。而在此同時也已經有許多抗精神病藥物，完全只針對一或兩種特定受體產生作用，幾乎不會產生嗜睡倦怠感。不過，一些會抑制整體機能的藥物，的確會在思覺失調症的治療上被採用。

為了讓自己能夠睡得著，有些病人希望在抗精神病藥之外還有鎮定藥物。然而，抑制作用與抗精神病的藥效，完全是兩回事。不幸的是，像Largactil這類有廣泛藥效，作用在好幾種不同受體上的藥物，始終還是被稱為抗精神病藥。而現在有人想要改變這一點，就像在心臟病學裡，已經不再把所有藥物一律稱為「抗高血壓藥」，而是將其分別稱為「β 受體阻斷劑」（β-Blocker）或「血管收縮轉化酶抑制劑」（ACE-Hemmer）等。

Q **那麼抗憂鬱藥的效果又是如何呢？有研究證明，許多病患即使服用安慰劑也有效。**

一般而言，憂鬱症每次發病後的症狀總會自動逐漸減弱。而投用抗憂鬱藥的目的，是希望讓發病期能快點過去。

不過，現在有研究顯示，[6]抗憂鬱藥縮短發病期的效果並沒有那麼大。我們在治療上參考了這一點，並因此對較重度憂

鬱的人開出長期性的藥物，這不僅使發病次數減半，也縮短了發病時間。

Q **你們把抗憂鬱藥當作預防復發用藥嗎？**

是的，我們經常為此遭到批評。不過，我們在診間確實遇到許多病人說，抗憂鬱藥對他們在急症嚴重階段也有幫助。為什麼他們的主觀感受有別於研究結果，或許與選擇性血清素回收抑制劑（SSRI）這種醫師會開的主要抗憂鬱藥，能夠減緩焦慮有關。這對患者來說當然比較舒服。在有關憂鬱症的研究中，「焦慮」只會被粗略或表面性地詢問，因為醫學界認為，消沉沮喪與凡事興致索然才是憂鬱症的主要症狀。

不過，在我眼中比較值得擔心的是，家庭醫師太常且太快開出選擇性血清素回收抑制劑的事實。好像只要一位情緒有點憂鬱的病人來到診所，就意味著他有血清素不足的問題，然後就會立刻被開含有選擇性血清素回收抑制劑的處方箋。我認為這完全不對，因為區分出憂鬱是一種訊號或是一種疾病，是非常重要的。

Q **作為一種訊號的憂鬱意味著：我的人生有些事不太對勁，所以我過得不好？**

是的。舉例來說，當有個人為了順從父母的旨意，沒讀自己最喜歡的數學而讀了法律，這種在學習興趣上的不滿足，便可能導致憂鬱。受到壓抑的性向，也會讓人陷入憂鬱。而一旦

那個大學生轉系就讀，或那個自覺被迫身為女人的女孩，出櫃承認自己是同性戀者，那種憂鬱沮喪通常便會消失。

如果憂鬱只是一種訊號，抗憂鬱藥就不是正確的途徑，反而可能會導致當事者更長久地困在一種對他不利的情況中。因此，找出憂鬱的癥結，是比較好的對策。至於那些缺乏可理解或變動的原因便深陷憂鬱的人，情況就不一樣了。此時，最好把他的憂鬱視為一種疾病，並把藥物列為治療選項之一。

Q 在憂鬱症患者的額頭注射肉毒桿菌後，有些人的憂鬱情緒獲得了緩解。這是怎麼一回事？

目前有研究正在檢驗這樣的機制，至今是從三種假設出發。假設一是：打了肉毒桿菌的人會變得比較好看，因此自我感覺也會變好。不過這種假設已經被大部分研究排除，因為受試者不過是在鼻子上方的額頭被打一針，根本不至於因此就變得好看許多。

假設二就比較切合實際，認為這與情緒控制有關。情緒控制不僅發生在大腦，也發生在大腦與身體的共同作用中，一如我們在「腸道－大腦」的連結中所看到的。如果一個人狀況不好，消沉沮喪或焦慮不安，臉部表情就會透露出這一點，他會板起面孔、皺起眉頭，而這樣的臉部表情又會進一步強化原有的情緒。但肉毒桿菌打破了這個惡性循環，由於打了它之後，你會沒辦法擠出氣惱的皺紋，於是臉上擺不出焦慮緊張或生氣的表情，與此相應的負面情緒也會跟著不翼而飛。

假設三則認為，肉毒桿菌改善了憂鬱症患者的社交互動。他們在注射了肉毒桿菌後看起來比較友善，有些人額頭會有的肌肉抽搐現象消失，因此比較能讓對方產生好感。

Q 1990 年代，美國精神病學家南西．安卓森在思覺失調症患者的磁振造影圖上，發現大腦容量有縮小的現象。而且服用抗精神病藥愈久、劑量愈高，就縮小得愈明顯。這個發現對思覺失調症患者的治療意味著什麼？

關於這個研究其實存在著好幾個問題。其一是我們無法確切地知道，腦容量縮小到底意味著什麼。大腦皮質縮小的事實代表著什麼呢？有人的大腦皮質非常薄，卻是數學天才。我們必須關注的是，大腦皮質裡有多少神經細胞，還有這些細胞彼此之間連結得多好，換句話說，我們必須量測神經網絡間的連結程度。

Q 如果神經細胞間的連結度減少，會變得怎樣？

我們目前還不知道這會帶來哪些影響。縮減也可能意味著大腦不再過度興奮及反應。罹患思覺失調症的人經常聽到太多也看到太多，所有一切對他們都具有某種涵義，而且其實是太多涵義。前述研究的另一個問題是在研究設計上：它並不是一種隨機、有安慰劑對照的研究，因此可能比起沒有服用藥物的受試者，那些以抗精神病藥來治療的病人本來就病得更嚴重。所以，導致大腦皮質萎縮的原因，說不定是疾病本身，而不是

藥物。當然，情況也可能是反過來。這個研究顯示的是：有關抗精神病藥不能治好思覺失調症的批評是合理的。學術界目前傾向的推測是：那些長期深受思覺失調症之苦的人，罹患的是一種大腦發展障礙的疾病。可惜抗精神病藥對這種病的正面效果，並沒有大到足以使大腦完全恢復正常。

Q 你認為「精神」是位在人體的哪個部位呢？

中國人認為它是在肚子，亞里斯多德把它定位在心臟，我們則說它是在大腦。就我而言，腸道與大腦的連結對精神很重要。我相信精神與身體知覺是緊密結合的。

Q 所以當我們精神狀況不好時，才會說「我感覺不到自己了」，是嗎？

沒錯！如果已經是這種程度，就表示你的精神狀態不太對勁了。「能夠感覺到自己」是很重要的事。我們在直覺的例子中看到，最先有反應的通常是身體，之後才是思維，而後者的作用是確認或修正直覺。

Q 所以直覺並不是來自大腦？

我們認為這種感覺源自肚子，[7] 不過是由整個身體製造出來，所以大腦當然也參與其中。直覺通常來得比理智快，它有點簡單粗糙，可比某種經驗法則。有些人做事全憑直覺，有些人則需要直覺來把事情再核對一次。如果我要找一個學術工作

夥伴，直覺並不會那麼重要，關鍵是他／她過去發表過的東西。但如果我是在市場銷售的領域雇用新員工，或許最好就要相信直覺，畢竟這個新同事得讓其他人產生好感。

不過，心理學家暨諾貝爾獎得主丹尼爾‧康納曼（Daniel Kahneman）[8] 根據對以色列軍人所進行的評估也告訴我們，人不能完全只相信自己的直覺與判斷力。他們想從評估過程中判斷一個軍人是否適合上戰場，不過，這個評估測試最後並不能給出答案，所以說不定直接問他們「你認為自己適合上戰場嗎？」還比較好。直覺是一回事，提問又是另一回事。

專家簡介　格雷戈爾‧哈斯勒（Gregor Hasler）

1968年出生於瑞士巴塞爾市，就讀蘇黎世大學醫學系，在位於邁倫（Meilen）的霍恩艾格（Hohenegg）精神科暨心理治療醫院及蘇黎世大學醫院精神科門診部，完成精神科醫師及心理治療師專科醫師實習。於蘇黎世大學精神科醫院完成精神流行病學與醫療服務研究進修後，在美國馬里蘭州貝塞斯達（Bethesda）的國家心理衛生研究院，從事三年有關壓力如何影響身心健康的研究。2006年至2010年於蘇黎世大學醫院擔任主治醫師，負責帶領情緒障礙與身心科門診。2010年至2018年則擔任伯恩大學精神科醫院主任醫師，及伯恩大學社會精神病學與醫療研究兼任教授。2019年起擔任瑞士弗里堡（Fribourg）大學精神病學與心理治療科教授，亦是弗里堡心理健康網絡（FNPG）主任醫師。

哈斯勒在學術研究工作上曾多次獲獎，著有《韌性：「我們」要素的力量》（*Resilienz: Der Wir-Faktor*, 2017），《腸道與大腦的連結》（*Die Darm-Hirn-Connection*, 2020）《精神科藥物的效果、用法及危險》（*Psychopharmaka - Wirkung, Nutzen, Gefahren*, 2020）等書。

相關研究：www.gregorhasler.ch

附註

① 格雷戈爾・哈斯勒著，《腸道與大腦的連結：有關我們身心健康的革命性新知》（*Die Darm-Hirn-Connection. Revolutionäres Wissen für unsere psychische und körperliche Gesundheit*）

② 自律神經系統除了掌控著呼吸、消化、血壓等攸關性命的功能，也掌管唾液分泌與汗腺排汗等機能，是由交感神經、副交感神經及腸道神經系統共同組成。交感神經主要負責反應來自外界環境的刺激，又被稱為壓力神經；一旦面臨危險，便會動用全身所有資源來因應。副交感神經也被稱為放鬆神經，則會透過迷走神經得到許多來自腸道的訊息。

③ 細胞激素是一種蛋白質，在免疫防禦系統的協調運作上扮演著重要角色。

④ S. Grob, D. Pizzagalli, S. Dutra, J. Stern, H. Moergeli, G. Milos, U. Schnyder, G. Hasler: "Dopamine-Related Deficit in Reward Learning After Catecholamine Depletion in Unmedicated, Remitted Subjects with Bulimia Nervosa", *Neuropsychopharmacology* (2012) Jul; 37(8): 1945~52.

⑤ S. Grob, J. Stern, L. Gamper, H. Moergeli, G. Milos, U. Schnyder, G. Hasler: "Behavioral Responses to Catecholamine Depletion in Unmedicated, Remitted Subjects with Bulimia Nervosa and Healthy Subjects", *Biological Psychiatry* (2015) Apr ı; 77(7): 661~667.

⑥ G. Hasler et al. : "Treatment of Depressive Disorders with and without Medication - A Naturalistic Study", *Pharmacopsychiatry* (2002) ; 35 : S. 235~238

⑦ 譯註：德文中「直覺」一詞爲Bauchgefühl，字面意思即「肚子的感覺」。

⑧ 康納曼與研究夥伴阿莫斯‧特莫斯基（Amos Tversky）以此研究成果聞名：他們透過不同實驗，揭露人必須做決策時會如何不斷在系統性的思維與感覺偏誤上卡關。例如，康納曼在一個實驗中顯示，安穩性是絕大部分人思考的基礎，因此當人面對兩種選擇：拿到一千元的現金，或一張有55%機率可贏得兩千元的彩券，大多數人都選了前者。

Chapter 13

當我突然想隨手記下某些東西，卻說不出這個動機是從自己腦袋的哪裡冒出來的

人類有辦法做的動作，沒有幾千種至少也有幾百種。神經生物學教授希爾薇亞·阿爾貝（Silvia Arber）想了解，為什麼我們無法同時做好幾個動作。

Q 從大腦傳到身體周邊的訊號，最快到底有多快？

大腦與肌肉之間並沒有直接連結，所有的訊號都得經過中繼站。而最直接的連結，是從大腦皮質經脊髓到運動神經元，訊號傳送到此處，便可激化肌肉活躍起來。

至於可以傳送得多快，主要視神經細胞的絕緣組織髓鞘而定。絕緣效果愈好，訊號就傳送得愈快，原理跟電線相同。透過刺激大腦皮質並觀察肌肉在多久之後會產生收縮，我們可以測量出訊號傳送的速度。

Q 哪些細胞是絕緣效果好的呢？

通常是那些軸突（神經細胞突出延長的部分）最長的細胞，因為它們也會有最厚的髓鞘。那些軸突可以從大腦皮質往下延伸至腰椎脊髓的神經細胞，就是屬於這一類，而這樣的距離非同小可。運動神經元的軸突也很長，它們從脊髓進入身體肌肉組織，有些還可以直抵腳趾，跨越很長的距離。

Q 所有的運動神經元都在脊髓嗎？

不是，只有那些我們做身體動作所需的運動神經元，才會在脊髓。負責顏面活動的運動神經元，則是在腦幹。

Q 動作是如何形成的呢？大腦裡有哪些部位會因此活躍起來？

我們仍在實驗室裡研究一些尚未被真正釐清的機制，也就

是由腦幹所支配的動作過程，這些是演化上最古老的機制。①
有許多不具備大腦皮質的動物，例如青蛙，動作還是非常靈巧，牠們也是透過腦幹來做到這一點。

　　只是我們對於大腦的神經細胞所知仍然有限，能夠確定的是：有許多不同的下行神經通路，是源自大腦的神經細胞，而它們負責各種不同類型的動作。好比我們現在正在研究，走路時是哪些神經細胞在運作；如果只是想動手寫下一些筆記，又是哪些在運作。這兩種動作的差異很大，而它們是由腦幹裡的不同神經細胞來支配，並以不同訊號傳送到脊髓。

Q 有很大一部分的動作是源自腦幹嗎？

　　你得把運動系統想像成有等級之分。實際上，並不存在一個唯一中樞是能夠找到所有支配動作的神經細胞，因為它們是分散在整個神經系統裡。支配某些動作的訊號，是從大腦皮質直達運動神經元，你可以說它們走的是高速公路。至於其他動作訊號走的則是鄉下小路，而且路過每個村子都會停。在整個神經系統裡，都找得到負責動作技能的區域。此外，非常重要的還有位在大腦皮質下方的基底核（Basal Ganglia）。

Q 基底核在運動系統中有什麼功能？

　　我們知道人在學習新動作時，會需要這個控制中心。同樣已知的還有：基底核也是支配動作的一個中間控制站。依人想要做的動作而定，我們可以接通它或略過它。

Q 在我們學習一種新動作時，大腦會發生什麼事？

有一點必須先做出區別：是孩童或成年人在學習新動作。一個小孩在學走路時，還有部分神經細胞尚未真正連結，這些連結在他學走路時才會跟著發生。如果是成年人或青少年在學習新動作，這種作用就是所謂的神經可塑性。透過學習新動作，大腦裡會出現新的連結，或既有連結在強度上有所轉變。假若我們不斷重複這個動作，神經細胞網絡的功能也會跟著改變。而這是發生在神經系統的不同位置。其中最為人所熟知的是在大腦皮質區域，因為透過醫學成像技術，我們能夠看到它在人做動作或學習過程中會發生什麼事。在基底核，以及神經系統裡的其他區域，都會發生這種可塑性適應。

Q 為什麼我們沒辦法在右手向外轉圈的同時，用右腳向內轉圈？

神經系統只能做某些特定的事，它就是這樣運作的。因此，當我們在做某件事時，就必須把其他不想做的事抑制下來。不過那究竟是如何運作的，我們還一無所知。人類能夠做出幾百或甚至幾千種不同的動作，但基本上同一時間就只能做一種。神經系統有辦法促成一個你想做的動作，並把其他的動作壓抑下來。或許轉動手和腳會在大腦裡用到部分相同的神經網絡，因此這些網絡無法同時處理一個向外轉和一個向內轉的兩種動作。

Q 如果一個人不斷反覆練習這種反向動作，有辦法把那種抑制性抑制下來嗎？

對此很難一概而論。我認為在某些動作上或許可能，但不是那些在構造上要同時進行根本就不相容的動作。例如，我們可以邊走路邊在手機上輸入訊息，這是兩種動作；也可以邊走路邊講話，這也是兩種動作。不過，在這兩個例子裡，支配這些動作的神經網絡並沒有直接關係。

我們沒辦法同時寫字和打網球，因為這兩者需要動用身體同樣的部位。有趣的是，在擁有四肢的生物身上，斜對角的那兩肢動作通常會同步。像我們走路時，右手臂會與左腳同時向前擺動。如果是右手臂與右腳同時向前，就是所謂的同手同腳，一種不自然的前進運動方式。回到你剛才所提的轉圈動作：你可以試試讓右手向外轉圈、左腳向內轉圈，或許這就行得通。

Q 我們知道人體內的神經通路總共延伸幾公里嗎？

應該有幾千公里，不過這當然只是估計。此外，還有許多極端纖細的神經突出物，雖然很難將其量化，但算起來肯定也有幾千公里。根據估計，大腦裡有一千億個神經細胞，而每個都有介於一千到十萬個之間的突觸，這是多到讓人無法想像的規模。就這個天文數字而言，試圖重建人類大腦的計畫根本是瘋狂的。況且大腦是透過我們的經驗塑造而成，每個人都有不同的大腦。當然，我們在基因上有同樣的先決條件，基礎是相

同的。但透過發生在我們一生當中的個人經驗與一切可塑性機制，每個人的大腦都有它自己的故事。

Q 人的大腦是怎樣區分精細與一般動作技能的？

這方面是由不同的腦區來負責。我們正在探討腦幹裡的各個區域，其中有的專門負責一般動作技能與全身性動作，有的負責精細動作技能。有些實驗的內容是刺激人的大腦皮質，然後觀察哪個身體部位會產生反應。所有這些在結構與形態上都各有安排，許多圖也都描繪出身體部位與其所屬動作技能之對照，無論對象是人或是動物。

Q 首席芭蕾舞者與運動員的大腦會有所不同嗎？

我相信還沒有人做過這樣的研究比較，不過倒是有研究探討過首席芭蕾舞者的平衡感。而其結果顯示，芭蕾舞者的平衡系統確實比一般人更突出。首席芭蕾舞者和運動員的訓練方式不同，我猜他們與此相應的個別腦區，也會經由可塑性機制而產生適應調整。

Q 為什麼大腦知道人想要動哪隻手或哪隻腳？

關於這一點，我們知道得還不算確切。首先得看我們是想動全身或只想動某個部位而定，大腦會根據情況處於不同模式。而模式轉換的驅動可能是透過意願，例如，我想寫字，因此只會動手；我想走路，因此有更多身體部位的動作。另外，

也可能是透過感官，例如，我看見號誌變成紅燈，於是知道必須停下來。做一個動作的訊號，也可能經由命令觸發，例如當學校裡的老師說：「在紙張的最上面寫上你的名字！」不過，如果我坐在椅子上，突然想隨手記下些什麼，就很難說這個動機是從腦袋的哪裡冒出來的。

我明確知道的是：產生一種動作的刺激，始終源自同樣的腦區，也就是支配這種動作進行的區域。

Q 用手寫字的人愈來愈少，這會引發大腦的哪些改變呢？

關於這一點，我們還一無所知。我本身也有這種現象，過去總是以手寫來記錄，今天則幾乎只用電腦。而偶爾用手寫字時，譬如簽名，就會注意到自己的筆跡變得不順暢。我不知道負責手寫的腦區，在功能上有沒有被重新編寫為負責鍵盤輸入。但如果能觀察手寫的消失如何作用在大腦上，肯定非常有趣。我現在聽演講時，還會用手寫來記錄要點。這讓我受益很多，因為我得先在腦袋裡整理歸納所聽到的內容，然後只記下從中萃取的精華。此外，手寫筆記也強迫我專注，讓我的腦袋不至於神遊它處。

Q 我們有很大一部分的動作是在無意識當中進行的。為什麼會這樣？

因為這些動作我們已經做得太過頻繁。人類對於一些動作，幾乎很少會意識到自己正在做，例如呼吸，我們不需要一

直記得自己得吸氣、吐氣又吸氣。但新動作的學習始終是有意識的，必須等到我們對它非常熟悉擅長時，它的發生才會是無意識的；不過，用「自動化」這個詞會比較恰當。因為我們並非「無意識」地騎腳踏車，也不是「無意識」地走路，我們知道自己在做什麼，只是不需要把精神專注在動作的進行上。舉例來說，學開車是一件大事，然而一旦學會了，我們就不需要再思考自己該如何開車。於是，在這些過程中，大腦便可以專注在其他事情。

這樣的安排既聰明又有效率，當我們的動作自動化了，大腦就可以更善用它的資源。大腦的功能區會專注於正在等候處理的事，並根據這件事所需要花費的精力與技巧來分配資源。例如，負責大腿運動的腦區並不大，但負責手指運動的腦區卻非常巨大，因為我們能夠用手指做的動作比大腿更多。

Q 我們可以從「皮質小人」（Homunculus）② 這個用來表現大腦的人形圖像上，看到這種大小差異，對應手的區域在相較之下非常巨大。

是的，沒錯。人的大腦安排得非常精巧。我們四肢的尺寸與腦區大小並不一致，決定與其相應的腦區應該多大的關鍵，是這部分肢體所負責的動作之數量多寡與精細程度。

Q 在俗稱半身不遂的截癱發生後，大腦中的神經網絡會如何重組？

細胞有不同類型，所表現的可塑性也各有差異。有些在損傷病變後完全穩定，繼續保持原樣；有些則會嘗試彌補損傷，而我們希望能刺激脊髓受創者身上的這類細胞。只是脊髓一旦受傷，中樞神經系統通常就失去了長距離再生的可能性。唯一能重獲機能的方法，是藉助局部可塑性機制。

Q　那是如何運作呢？

如果一條很長的軸突（即很長的神經細胞延伸物）被割斷了，便不會形成新的組織，因為它不具備再生能力。不過，假若受傷部位還有完好的軸突，它則不會像平常那樣，例如它原本只有十個突觸連結的話，則會加倍製造出一百個新連結，並以此交織出能接手受創軸突功能的神經網絡。可是，如果受傷部位的所有軸突都完全被切斷，它的功能就不可能再被重新製造。醫學上有這樣的構想，以電極從大腦皮質導出訊息，讀取傷者想執行的動作；然後再把這種訊息注入損傷部位下方的神經系統，也就是輸入脊髓或與此對應的肌肉。

Q　所以，一個因脊髓損傷而雙手癱瘓的人，可以在這種注入訊息的科技幫助之下，重新舉起手嗎？

是的，如果我們真的已經確切知道這種訊息該如何注入的話。可惜，這目前還是科幻小說裡的情節。現今醫療科技上已經做得到的是：以電極從皮質讀取人的動作意願，然後讓機器手臂代替執行動作。將訊息注入一個功能完全受損者的脊髓，

至今還是不可能的。由於正常情況下的動作，是透過高度專門的特定神經連結產生，在技術上必須先能準確掌控涉及的神經細胞。

Q 那些受傷後脊髓神經沒有完全斷掉的人，未來還有機會再度行走嗎？

如果我們更了解如何讓那些完好的神經細胞形成更多正確的突觸連結，傷者或許就能成功恢復部分功能。但要恢復到像受傷之前那樣，是永遠不可能了。

專家簡介　希爾薇亞・阿爾貝（Silvia Arber）

1968年出生於日內瓦，就讀巴塞爾大學生物中心生物學。於巴塞爾市的弗雷德里希・米歇爾研究所（Friedrich-Miescher Institut）獲得博士學位後，赴紐約市的哥倫比亞大學進行博士後研究。曾多次獲獎的阿爾貝教授，自2000年起便在巴塞爾大學生物中心及弗雷德里希・米歇爾研究所進行研究並任教，研究工作聚焦於支配身體動作的神經網絡，主要探討神經網絡如何運作、發展、組織，以及哪些可塑性變動會影響學習作用。阿爾貝的研究說明了神經系統病變或脊髓受創在動作技能系統所引發的障礙，該如何治療。

相關研究：www.tinyurl.com/silviaarber

附註

① A. Iwaniuk, I. Whishaw: "On the origin of skilled forelimb movements", *Trends in Neurosciences* (2000) Aug; 23(8); 372~376.

② 譯註：Homunculus在拉丁語中有「小人」之意，即以小人將腦部功能具象化，小人身體的各部分大小並非按真實比例，而是對應負責該部位運動的皮質腦區大小。可分運動小人與感官小人，前者對應負責各部位運動功能的腦區，後者對應的則是感官功能腦區。

Chapter **14**

有慢性疼痛問題的人,大腦會產生變化而失去平衡

湯瑪斯・內維安(Thomas Nevian)教授研究大腦裡的學習歷程,他想了解慢性疼痛是如何形成的。

Q 我們的大腦通常運作良好。這是理所當然的，還是難以置信的事？

我們的大腦運作得如此良好，或許是因為它不像我們所想的那麼容易故障。一旦大腦的「硬體」在某種程度上穩定建立了，它其實可以把一個人的生命過程中會出現的變化平衡得很好。這一點與它的可塑性有關，這是一種可以終生自我發展的不可思議能力。而其他器官並沒有這樣的本事。

肝臟可以再生，一個人如果停止喝酒，他的肝就會有新細胞形成；當我們不再吸菸，同樣的情況也會發生在肺臟上。不過，大腦與肝臟、肺臟不同，它的變化不是透過新生細胞，而是透過神經細胞之間的新連結，而且在我們一生的任何時候都會發生。所以，人即使老了，還是一樣可以學習彈奏樂器，雖然可能不再像年輕時學得那麼輕鬆愉快。

Q 科學家是何時發現大腦具有可塑性呢？

有關可塑性的想法，是源自 1940 年代末期。當時心理學家唐納德・赫布（Donald Hebb）觀察到兩個反覆同時發射電流的神經細胞，彼此產生了連結，原文是：what fires together, wires together。[①]

在二十年之後，神經學家泰耶・勒莫（Terje Lømo）與提摩西・布利斯（Timothy Bliss）則以實驗[②]證明，神經細胞可以改變它們突觸的強度。這兩位科學家在一隻經過麻醉的兔子身上對海馬迴進行實驗，海馬迴是大腦中主要負責學習與記憶

的區域。而藉助1960年代末期出現的電生理學測量技術，當時已經能夠清楚推導出大腦的放電活動，此活動是大腦功能的基礎。布利斯和勒莫以微電極刺激神經細胞，並測量其所傳導的電流訊號；然後他們特別刺激前置細胞（也就是突觸前細胞），並看到神經細胞群之間的連結因此增強。

唐納德‧赫布的發現因此得到了證實，在神經科學的領域裡，所謂的「赫布學習法」（Hebbsche Learning）是學習與記憶歷程的基礎。我們知道，學習時兩個神經細胞會同時被刺激活化，但更確切地說是帶有非常些微的時間差距，其中一個必須比另一個稍早。而當較早動作的細胞反覆刺激活化另一個細胞，位在這兩個細胞接觸點的突觸便會發生代謝變化，結果是細胞的效能會增強。

這是學習的基本原理：同時活化的兩個神經細胞，彼此總是連結得更好且更強。舉例來說：我在學新字彙時想把德文的Tisch（桌子）和英文的table連結起來，如果現在我不斷反覆地聽Tisch／table，大腦中負責把Tisch和table連結起來的神經元便會同時啟動。以後，每當我想到Tisch，table這個字也會立刻冒出來，一個記憶軌跡因此形成。不過，今天我們不僅能強化神經細胞之間的聯繫，促使新連結產生，也能反向降低它們之間的連結。

Q 你們是在探究有意識的遺忘嗎？

不是的，「遺忘」這件事，我們不需多加思索，神經細胞

便會自動進行。某個時候學到的單字，一旦不用了，我們就會忘記。假如我能保留所有學到的知識，一方面當然很棒，例如永遠記得我讀過的所有書！但另一方面，永存的記憶也會變成一種負擔。比方說：如果我永遠忘不掉昨天讓我生氣的那件事，或一輩子都記得某個傷害對我造成的痛苦。在建立連結與解除連結之間取得平衡，對神經細胞非常重要，它們藉此而保留正確且有用的聯想，並刪除錯誤或造成妨礙的部分。

這是一個讓人無比好奇又興奮的主題：我們的大腦有多少彈性？而它又需要有多大的彈性，才能正常運作？我們想要穩定性，希望記住對我們很重要的事。但記得太多也並非好事，這會讓大腦變得欠缺彈性且僵化，我們則愈來愈死板，永遠只想做一模一樣的事。然而，在腦袋裡有新刺激被啟動時，偶爾讓它走一下平常熟悉路徑之外的迴路，對人類來說非常重要。

Q 所以我們並不會意識到神經細胞如何在連結的建立或解除之間取得平衡。但是，偶爾對刺激做出習慣之外的反應，是一種有意識的決定。

是的，大腦有許多作用是在我們無意識中進行的，但也有許多是有意識的，這樣我們才能做出決定。不過，如果說某些決定其實已經內建了彈性，因此我們偶爾能做出其他反應，也是完全可能的。

Q **我們不會意識到內建的彈性嗎？**

是的，這種彈性是無意識的。在某些決定裡，你事後不知道自己為什麼是這樣而不是那樣處理事情。不過，無論是有意識的決定，或是帶有內建彈性的無意識決定，我們始終會學到某些東西，即使偏離慣常途徑所帶來的結果並不理想。

Q **是什麼在大腦裡引發新的神經活動？**

我們的大腦始終是活躍的，即使這個人在睡眠中感官呈現關機狀態，還是測得到腦波。大約有九成的大腦活動是內發性的，也就是並非經由外界影響而啟動。在所有發生成因中比例最小者，其實是人透過感官所察覺到的，儘管我們自己並不這樣覺得，畢竟人們除了睡覺時間之外，總是在聽、感覺或看。

新的神經活動是由大腦的神經細胞來觸發，它們會產生叫做「動作電位」的帶電訊號，這是一種細胞膜的電壓短暫改變的現象。每個神經細胞膜都有個小電池，只要短暫開關，它就會產生帶電訊號，這是一種神經脈衝。兩個神經細胞的連結處因為有突觸間隙而彼此分隔，帶電訊號不能直接通過此處繼續傳導，而是必須經由神經傳導物質轉化為一種化學訊號，然後與突觸後細胞的受體接合，再引發另一個帶電訊號，並繼續向下一個突觸間隙移動。位在兩個神經細胞連結處的突觸間隙，會產生一種代謝變化，讓信號的傳遞更有效率，而這就叫作「突觸可塑性」。

Q **神經細胞之間訊號的傳遞總是很可靠嗎？還是有時候也會出錯？**

這一點非常有意思：事實上，兩個神經細胞間的訊號傳遞點並不是非常可靠。在學習開始發生的地方——海馬迴，實際上只有三分之一的神經脈衝，能夠促使神經傳導物質釋放在每個個別的神經細胞連結點（即突觸）上。即使神經脈衝能夠抵達突觸間隙，也有可能根本不會有傳導發生，即信號不會被繼續傳送。更誇張的是，一個細胞對於相同的刺激，可能今天有所反應，明天沒有，但後天又再度反應。[3]

Q **我們會注意到這種情況嗎？**

不會，因為大腦裡有太多的連結，太多的訊息處理路徑，所以根本不會注意到。不過，即使個別的神經細胞不太值得信賴，我們的大腦還是相當牢靠的。

Q **就是這種不太值得信賴的反應，讓我們的大腦保持彈性嗎？**

沒錯，我是這樣認為。大腦需要保持彈性，才能處理不斷湧進來的資訊洪流，然後只儲存比較重要的東西。

Q **三歲孩童有著人一生所能夠擁有的最多神經細胞。為什麼會如此？人長大以後，有些神經細胞消失到哪裡去了？**

新神經細胞的生成，並未隨著人的出生而畫下句號。最強

烈的細胞分裂作用、最旺盛的生長力，是發生在我們三歲之前。在此之前，人類這個其實已經相當複雜的腦還會繼續組織，新的細胞會繼續生成，而且全都必須各就各位。

不過，即使如此年幼，也已經有細胞會死亡，這樣孩童的腦才能保持彈性。然後差不多在三歲時，神經細胞的生長會進入尾聲；從這個時間點起，神經新生的作用會放慢，直到不再有新細胞生成。

但還是有一個保留此功能的地方，在許多哺乳類動物大腦海馬迴的齒狀迴部位，還保有細胞生長的能力。從那裡的一個幹細胞聚集處，會繼續分裂生成珍貴的神經元，並且與其他神經元形成連結。而這樣的作用也發生在人類身上。④

Q 我們是否能透過某種生活方式來強化神經新生（即新神經細胞的生成）呢？

神經新生在人身上是一種非常複雜的作用，關於它的研究還太少，所以我們沒辦法說可以透過哪種生活方式來正面影響它。不過，倒是有人研究過大腦的可塑性機制這個作用，並認為當人攝取特定食物時，它會運作得比較好。

Q 哪些食物呢？

在一個我聽過的學術演講裡，備受推崇的是Omega-3脂肪酸。在實驗中，被餵食這種脂肪酸的小鼠，在學習過程中比只吃一般飼料的老鼠表現更佳。不過，我不知道有什麼食物可以

讓大腦青春永駐、充滿活力又健康。如果有的話，食品工業肯定早就以相應的配方大賺一筆了。

我在做有關學習歷程的演講時，經常被問到有哪些營養可以增強記憶力。如果我說，在學習這件事上，不管對神經傳導物質的釋放或對突觸的可塑性，鈣都是一個非常重要的訊號，它能引發神經細胞的化學變化。於是人們就會問：那麼我們應該攝取更多的鈣嗎？當然不，他們不該這樣做，而且即使做了也毫無用處。因為我們大腦裡有一種將所有個別離子的濃度都保持近乎恆常的作用，你根本無法影響它。而這麼做也是必須的，因為大腦不允許有任何變動，否則人會因此失能。

Q 我們在談到大腦的可塑性時，總是在說一種正面的作用。可塑性也會在大腦裡建立不良習慣嗎？

會的。突觸可塑性的病理現象，就是指一種我們不樂見的可塑性，而最典型的例子就是成癮問題。在這種情況下，大腦原本會因神經傳導物質多巴胺（Dopamine）而啟動的獎勵機制，變成被致癮物質（如古柯鹼）啟動了。只要一點點劑量，有時甚至只要吸食一次，就能看到神經細胞突觸的改變。

這種改變雖然部分可恢復原狀，神經細胞的狀態卻再也不可能跟吸食古柯鹼之前一樣，它會留下次級記憶，[5] 這是一種成癮記憶，而其原理便是再可塑性（Metaplasticity），一種記憶軌跡會從此留下。這使得成癮治療變得困難重重，即使某個人已經戒毒成功，但只要再吸食一次，便足以讓人重新深陷毒

癮。這種突觸可塑性機制通常是由化學訊號來啟動，在毒癮的例子裡則是透過毒品。而這使得訊號的處理發生改變，獎勵系統中樞從此需要更強的刺激才能活化，其結果便是吸食更多毒品。

Q 有些人幾乎會立刻上癮，有些人則沒那麼快。這種現象跟什麼有關呢？

關於這一點，我也說不準。或許先天體質扮演了某種角色，也就是遺傳或表觀遺傳上的條件不同。此外，還有以學習機制為基礎所產生的疾病，如創傷後壓力症候群。出現這種症狀的人有過某些極端負面的經歷，而這樣的經歷深深烙印在他們的記憶裡。

或許他們經歷過戰爭或遭受過性侵害，在這兩種情況下，他們都是精神緊繃且飽受壓力，但整個人也因此極端專注。而每當我們非常專注時，大腦就會釋放出有益突觸可塑性的物質，人在這種時候學習起來總是特別輕鬆，也很難忘記此時所產生的變化，就像戰爭與性侵這兩種經歷，人永遠都不會忘記。它們是發生在一種精神最高度集中之狀態的單一事件，這在大腦裡引發一種會留下記憶軌跡的混合激素。

因此，恐懼狀態也可以是學來的，而人們要如何解除這種狀態，我們在動物模式下進行了實驗。一開始，我們在以電擊使動物感到害怕的同時，也播放一種聲音，那些小動物會瞬間動彈不得，並把這個聲音跟電擊刑罰產生連結。之後，即使沒

有電擊，只播放聲音，牠們也會立刻僵住不動，因為牠們學到這個聲音代表危險。然而，如果我們在播放聲音時也提供某些能產生正面情緒的物質，使它與被鞏固的記憶內容同時發生，就能夠把這種恐懼記憶刪除。

這裡所說的是一種重新鞏固的作用。那些動物必須再次面對自己的恐懼，創傷當事者則必須再次經歷他的創傷。當人記起某些事情，也就是神經細胞一起活躍起來時，會有一個我們稱為可塑狀態的特定時段，此時的記憶內容是不穩固的。如果在這個時段提供人或動物一種正面的聯想，負面記憶內容就可能被覆寫過去。只不過這段時間的空檔非常短。

Q　如果我了解正確，這代表人們得準確知道這個時段何時出現。所以若想要成功，這種重新鞏固的作用是否應在實驗控制條件下進行？

應該是。不過，我不知道這樣的治療方法是否會被開發出來。我們目前在談話性治療中所做的，很可能就是奠基在神經細胞這樣的作用上。

Q　為什麼即使有密集的大腦研究，醫學上對精神疾病或慢性疼痛的治療，還是沒有更進一步的成果？

關於這一點，我只能針對慢性疼痛來回答。慢性疼痛經常有其起因，例如瘀傷血腫或糖尿病所引發的周邊神經退化病變。這些起因會導致負責處理疼痛的神經細胞活動力增加，而

一旦這些細胞更加活躍,可塑性機制就會開始運作。在慢性疼痛的例子裡,可塑性機制的運作跑錯了方向;即使哪天疼痛的原因消失,一切都復原了,也看不到神經有任何損傷,神經細胞的變化還是會繼續存在。這種變化有時會極為緩慢地逐漸復原,有時卻極為頑強。神經細胞本身可以沒有外來刺激而自行活化,因此,只要這些處理疼痛的細胞突然活躍起來,即使一個人全身上下毫髮無傷,他還是可以感覺到疼痛。在慢性疼痛患者身上,這種情況非常頻繁。

Q **就是因為這樣,所以這種疼痛很難治療嗎?**

沒錯,因為幾乎所有參與處理疼痛的神經細胞,都產生了變化。此外,每個研究者都有自己偏好的領域,因此總是見樹不見林,只看龐大整體中的一小部分。有時比較各自的研究工作,還會發現背道而馳的反應作用。好不容易成功開發了一種可以抑制神經細胞興奮性,因此可以降低病人疼痛感的藥物,卻又可能同時引發另一個腦區同樣處理疼痛的神經細胞相反作用。於是,研發新藥物的難度也相應增加,因為我們根本不清楚到底該轉哪根螺絲釘。

我們不想因為介入神經細胞的可塑性機制,妨礙了人們所樂見的正常學習作用。慢性疼痛病人的大腦失去了平衡,就一種器官而言,它產生了變化。它在沒有任何理由的情況下,把自己的活動解讀為是疼痛而不舒服的。這對當事者是一種很可怕的狀態,因為那些自行出現的疼痛是真實存在的;它也是器

官性的，因為大腦的神經細胞改變了。

慢性疼痛不是精神疾病，也不是罹患精神疾病者才會有。如果有人覺得痛，那他就是會痛！即使你在他身上什麼也看不到、找不到。不過，有一點不能忘記，在疼痛患者當中，有些人在接受更深入的檢驗後，確實發現了什麼，例如某條神經被壓迫到了。

我們目前對慢性疼痛唯一能做的，就是嘗試各種合法止痛藥，看看是否其中之一會有效。那些長期遭受慢性疼痛折磨的人，最大的渴求就是疼痛能完全消失。不過，他們至今只能以某些藥物，配合運動和行為治療等所提供的整體療法，來減輕疼痛。

Q 大腦在「幻肢痛」的現象裡是怎麼一回事？

我們對這個機制的了解還遠遠不足。一種最簡單的解釋方法或許是：神經細胞在人截肢後傳送了錯誤的訊號。不過，即使我們將這種訊號抑制下來，疼痛卻還能繼續存在，例如，產生幻肢痛的病人始終感覺得到自己被截除的手臂。而且這種感覺還可能隨著時間產生變化，出現我們稱為「伸縮性幻覺」的現象，患者會感覺截肢手臂的殘端縮短或扭曲了，而僅僅是想像的，就讓人覺得疼痛。

幻肢痛跟慢性疼痛一樣，都是神經可塑性的病理現象，那是形成於大腦的體覺皮質區，而體覺皮質則會受截肢部位的皮膚區域影響。研究顯示，截肢部位的神經細胞再也不能被活化

啓動，但它們需要有事可做，於是便透過內發性的可塑性機制
（也就是人無法以意識操控的作用），與其他神經細胞產生連
結，並製造出無法被大腦正確解讀的活動模式。它們透過皮膚
的痛覺受體，與大腦管理疼痛的區域產生連結，並突然傳送了
在腦區會被解讀爲疼痛的訊號。

Q **如何協助那些有幻肢痛症狀的人？**

拜鏡像治療之賜，有些病人的疼痛可以因此得到舒緩。一
個上肢被截除的病人可以坐到鏡子旁，把截肢殘端放置於鏡子
後方，並在鏡子裡看見自己那隻健康的手臂，從而感覺這是另
一隻完好的手。透過這種視覺上的回饋，病人會以不同方式來
感覺自己的肢體。

關於這一點，我們已經從橡膠手的實驗中得知，那項實驗
是讓一個人坐在桌邊，一手放在桌面，另一手放在桌下的大腿
上，同時有一隻橡膠手替代這隻放在大腿上的手，被放置在桌
面上。現在，讓另一個人用毛刷，同時輕拂桌上的橡膠手與受
試者放在大腿上的手，受試者會認爲自己感覺得到那隻橡膠手
上的觸摸，因爲大腦把那隻橡膠手整合到它的軀體模式裡了。
在這項實驗的最後，他們還用一把榔頭來捶打那隻橡膠手，而
受試者的反應是驚恐萬分，並想抽走橡膠手。

Q **我們的大腦裡有鏡像神經元。這對我們有什麼好處？**

鏡像神經元是模仿神經元，讓我們能學習面前的人的行

爲。動物身上也有鏡像神經元，像是老鼠便能夠透過觀察其他同類來學習。一隻看到其他同類如何被雷射脈衝刺痛的老鼠，自己也能理解那種疼痛；在牠的大腦處理疼痛的區域裡活躍起來的神經元，與真正感覺到痛的老鼠身上的是同類的神經元。

疼痛與同理心密切相關。有些疼痛是非器官性的，例如被拋棄時的心痛，或遭到群體排擠時的痛苦。在這方面，有人做過一個有趣的研究。[6] 一位受試者躺進成像掃描儀裡，並被告知在另外兩個檢驗室裡還躺著其他兩位受試者。然後研究者向他解釋，他得與其他兩位一起玩一種電腦球賽，而這個研究就是想觀察他們三人如何互動。

這位受試者在顯示器上看到的另外兩人，都是以漫畫人物的形象出現，他從螢幕上看到自己跟他們玩球，三個人怎麼圍成一圈並向彼此丟球。不過，他不知道的是，另外兩個人其實是由電腦所操控的形象。然後，電腦從某個時候開始，突然不再丟球給真正的受試者。那兩個漫畫人物現在只跟彼此玩，把受試者排除在外；而這影響到他的大腦的扣帶迴，這是一個人在疼痛時也會活躍起來的腦區。

於是，研究者從這個實驗中得出一個結論：身體的疼痛與情緒上的痛苦，是使用同樣的神經網絡。這個研究雖然遭到嚴厲的批評，但始終很受歡迎，至今也沒有人反駁。

Q 人在面臨死亡時，大腦會發生什麼事？

這方面我知道的不多。不過，這也得看死亡當下的情況而

定，例如是遭受意外，或是心臟停止跳動的自然死亡。在後者的情況中，大腦會得不到足夠的血液供給，因此隨之缺氧。這會引發連鎖效應，神經細胞無法維持它們的膜電位，所有的神經細胞會變得極度活躍！於是，大腦裡所有的神經傳導物質也會同時釋放。我們只能希望，這引發的是一種喜樂的狀態。

Q 身為神經科學家，你知覺自己大腦的方式，會跟那些以非專業視角來關注這個思考器官的一般人不同嗎？

　　我不會總是思考著自己的大腦，其實也沒時間這麼做。或許我對其他人的觀察還會更仔細一些，例如那些青春期的孩子，因此也知道為什麼他們對很多事只能這樣反應。不過，那些孩子想不想聽我的考慮和與建議，則又是另一回事。正值青春期的他們，本來就不想被理解。而當我坐在牙醫診所且醫師正向我的牙齒「磨刀霍霍」時，我會想起疼痛的問題，還有我的大腦會如何處理，然後決定還是讓醫師幫我打麻醉劑。

專家簡介　湯瑪斯・內維安（Thomas Nevian）

　　1972年出生於德國奧伯豪森（Oberhausen），分別於杜易斯堡（Duisburg）大學、海德堡大學、蘇格蘭聖安德魯斯（St.Andrews）大學及美國康乃爾大學，研讀物理學與生物物理學。2012年起擔任伯恩大學生理學教授，主要研究領域為神經元突觸可塑性。神經細胞的改變，被視為是大腦能終生學習與適應新狀況的根本機制；然而其在慢性疼痛的形成上，也具有關鍵重要性。

相關研究：www.tinyurl.com/thomasnevian

附註

① 譯註：這是一句經常被神經科學家用來解釋可塑性的格言，意即：會一起激發動作電位的神經元，就會彼此產生連結。

② T.V. Bliss, T. Lomo: ?Long-lasting potentiation of synaptic transmission in the dentate area of the anaesthetized rabbit following stimulation of the perforant path ", *J Physiol.* (1973), 232(2), S. 331-356

③ 此處請參閱我與神經生理學教授約瑟夫・畢修夫貝格的談話。他解釋了為什麼神經傳導物質偶然的釋放，即突觸的隨機傳導，對我們的大腦極為重要。內容自第217頁起。

④ 神經新生（Neurogenesis），即新神經細胞的生成，也是我與畢修夫貝格教授談話的主題之一。內容自第212頁起。

⑤ 譯註：初級記憶相當於短期記憶，次級記憶則相當於長期記憶。

⑥ N. Eisenberger, M. Lieberman, K. William: "Does rejection hurt? An fMRI Study of social Exclusion", *Science* (Oktober 2003) 302, S. 290~292

Chapter 15

大腦神經訊息的傳遞需要彈性，
這是所有形式的創意之根本前題

約瑟夫‧畢修夫貝格（Josef Bischofberger）教
授在巴塞爾大學研究「終生學習」。他在對小鼠
進行的實驗中，發現了對記憶極為重要的海馬迴
所生成的新神經細胞，能使學習更輕鬆。

Q 大腦也像身體其他部位那樣，會不斷新生細胞嗎？

　　在成年人大腦的大多數區域，都不會再生成新的神經細胞。而打破這個規則的一個例外，便是位在顳葉裡的海馬迴。已經有許多研究顯示，不僅在動物的大腦，人類大腦的這個區域，也終生都會有新細胞生成。① 我主要是以小鼠來實驗有關海馬迴神經細胞新生的知識，在過去二、三十年裡，這方面的研究很多，幾乎可以用爆炸來形容。不過，以人為對象的研究相對就很有限，因為你沒辦法直接切開大腦，去看海馬迴裡生成了多少新細胞。

　　為研究人類身上的神經新生畫下一大重點的事件，是地上核彈試爆，尤其是發生在1956年到1963年之間。在這些測試中，有大量碳元素的同位素碳十四被釋放出來，大氣中的碳十四含量劇增，學術界也因而將此時期稱為「碳十四高峰」（C14-Peak）。碳十四會被生物體吸收，嵌入新細胞的DNA，而且幾乎穩定地被保留在那裡。有一個以維也納物理教授瓦爾特·庫契拉（Walter Kutschera）及瑞典腦科學家喬納斯·弗里森（Jonas Frisén）為核心的研究團隊，便善加利用了這個事實。他們想在一些出生於碳十四高峰之前，並在那之後十年、二十年或三十年死亡者的大腦裡，尋找DNA內有較高碳十四含量的神經細胞。

Q 他們發現了什麼嗎？

　　他們發現整體神經細胞DNA裡的碳十四含量都很低，但

在許多海馬迴神經元的DNA裡，碳十四卻明顯較高。② 而這只能有一種解釋：這些細胞是在人出生之後才形成的。換句話說，海馬迴具有一種神經細胞再生的機制，亦即一種神經新生的作用。

Q 為什麼偏偏在海馬迴？

因為它對有意識的學習歷程與有意識的記憶，都是關鍵區域。我們相信海馬迴是一個龐大的網絡建立機器：訊息會匯集到這裡，一切也都會在這裡產生連結。也有人說，海馬迴是一個機敏快捷的學習者，因為突觸可塑性不管在大腦皮質的任何部位都會發生，但在海馬迴裡，突觸連結會調整得特別快。

Q 我們是什麼時候知道這些的？

有關海馬迴的研究，最主要是因為神經外科醫師威廉・畢雪・史可維爾（William Beecher Scoville）與神經心理學家布倫達・米爾納（Brenda Milner）的研究工作，進而在1950年代開始加快了腳步。

這兩位在當時治療了癲癇患者，並切除患者的部分大腦，在腦科學研究上以H.M知名的亨利・莫萊森（Henry Molaison），就是他們的病人。莫萊森患有嚴重癲癇，由於海馬迴內的神經網絡數量既多且連結強烈，史可維爾心想：「如果我們把這個腦區移除，或許莫萊森的癲癇就不會發作得如此頻繁。」於是他在手術中將莫萊森的海馬迴及一部分的顳葉取

出，這確實使莫萊森從嚴重癲癇症狀中得到解脫，③但他也從此記不住任何新事物。每天早上來訪視他的醫師和護士，在他眼中一直都是陌生人，他也不知道自己身在何處。他還記得的是自己的姓名、年齡，還有發生在手術之前半年或更早先的事。在這個手術之後，科學家從H.M身上，認識到海馬迴是掌管有意識的學習與記憶之中樞。

Q 在那之前沒有人知道這一點？

沒錯，這一點一直到1950年代都還無人知曉。曾經稍微朝這個方向推敲的，是懷爾德 · 潘菲爾德（Wilder Penfield）的發現。這位精神可嘉的神經外科醫師，在二次世界大戰期間必須治療大腦嚴重損傷的病患，於是他仔細斟酌哪個部位的腦可以切，哪個部位又切不得。為此，他把電極放進病人的大腦，並觀察當他刺激不同的腦區時會發生什麼狀況。然後，他繪製出大腦圖解，並發明了皮質小人，也就是將大腦初級運動皮層以人形結構來展現。只要他以電極刺激，身體肌肉抽動的情況，完全視電極所接觸的皮質位置代表哪個部位而定。而當潘菲爾德把電極放在海馬迴上時，電脈衝在病人身上觸發了偶然隨機的記憶，有人在手術台上說，看到自己在吃披薩。

Q 海馬迴的新細胞是如何生成的？需要那些刺激嗎？

在小鼠身上，這是透過體能運動而發生。例如，當牠們多跑滾輪時，就會刺激海馬迴的幹細胞分裂。不過，因為年輕的

細胞也很容易快速死亡，它們需要心智上的挑戰才能存活下來。為此，我們把小鼠放進一個又大又有趣的籠子裡，讓牠們可以盡情奔跑，並嘗試各種不同的器具。這些活動可以促使神經細胞成熟，經過幾週或幾個月之後，這些細胞就能夠以長長的細胞纖維，與較老的神經細胞建立突觸連結，並以此讓自己整合進入既有的神經網絡裡。有跡象顯示，這種機制在人類身上的運作可能類似。

Q 哪些跡象呢？

有研究顯示，每週進行三次耐力訓練的人，在解答記憶和學習測試時，成績會比沒有做運動的人好。我們也在小鼠身上探討新神經細胞對牠們的學習行為有哪些影響，並發現這些細胞增進了小鼠記憶力的精確性。

這並不是說沒有神經新生就沒有記憶力，即使海馬迴沒有新的神經細胞，學習還是會透過突觸可塑性而發生；只是這樣一來，神經網絡比較會有容量的問題，當新的學習內容進入一個已經有許多連結的網絡，訊息會開始被儲存得比較不精確。

這一點在一項小鼠實驗中，[4] 充分顯現出來。我們提供給小鼠幾個類似西洋棋的棋子那樣不同的物體，其中有些外型非常不同，有些則比較相似。一開始，我們放了兩尊一樣的在籠子裡，小鼠是生性好奇的動物，於是非常頻繁地去嗅聞這兩個物體。隔天，我們又給了牠們兩個物體，一個是牠們前一天已經認識，另一個則是新的。而比起認識的那個，牠們都更頻繁

且更密集地去嗅聞那個新物體。然後，我們開始讓那些物體具有各種不同的相似性，譬如給牠們一顆白色的球和一個白色金字塔。

物體的外型愈相似，小鼠對其差異的辨識能力，就與牠的海馬迴裡有多少新生神經細胞愈有關。有較多神經新生的小鼠，能分辨並記住較細微的差異。這意味著，牠們記憶力的精確性，因爲較高的神經新生而有了改善。年紀較長的人，經常對自己看到的許多事說：「這個我以前就知道了。」有時候或許沒錯，但事實上經常不對。問題在於你看得多仔細？我們的海馬迴中有愈多新生神經元，就愈能精準地辨識差異。

Q **這是因為這樣的神經新生會支援神經網絡嗎？**

沒錯。這在英文裡叫 Pattern Separation（模式分離），德文則稱它爲 Mustertrennung。它是用來表示我們能夠多精準地分辨那些神經模式彼此的差異。這種能力會協助我們發現其他異於平常的細節，並讓我們看得或聽得更準確。

Q **我得做多久的運動和鍛鍊多久的大腦，才能真正感覺到神經新生的正面效益？**

這是一種持續好幾週的過程。首先，運動會製造出一個能刺激細胞分裂的生長因子。不過，在新的神經細胞生成那一天，你的記憶力當然還不會立即改善。不管是在小鼠或人類身上，它們都必須先發育成熟，並被整合到神經網絡裡，而這只

有在身體運動之外也進行心智活動，才辦得到。

Q **這兩種活動必須在同一天進行嗎？**

不，完全不用。我們知道人類身上的神經細胞，大約在半年內都算年輕。而且只要還處於這種年輕狀態，它們就比較容易接受刺激而活躍起來，特別容易建立新連結。[⑤] 所以，如果你在這段時間內總是在規律運動，也規律地鍛鍊自己的大腦，新的神經細胞在這半年內就會幫你增強記憶力。

Q **哪些運動會促進神經新生呢？慢跑、游泳、騎自行車或瑜珈？**

在一項研究裡，一組試驗者是每週進行三次北歐式健走，其對照組則是每週做三次瑜珈。[⑥] 之後的學習與記憶測驗顯示，瑜珈組並沒有改善，北歐式健走組卻有。換句話說，如果想要記憶效能與學習有明顯可見的改善，每週得做三次且每次至少半小時的心肺耐力訓練，你得讓心跳脈搏加快。但是，千萬不要以運動過度要求自己，壓力太大只會阻礙神經新生。

Q **神經元、神經傳導物質與突觸，在大腦裡是如何一起運作的？**

大腦裡的訊息處理是透過細胞群組（Cell Assembly）來進行。一個神經細胞不管是否發射電流根本無所謂，重要的是細胞群組，也就是神經元網絡。如果想了解大腦如何處理訊息，

細胞群組如何被激發活化，又如何與其他細胞群組碰撞，就必須先知道突觸（即神經細胞間的接觸點）⑦如何運作。

單一突觸非常小且勢單力薄，如果只是一個活躍起來，大多起不了什麼作用。因此，神經細胞通常有幾千個突觸連結。觀察一個神經細胞，你會看到許多樹突，而那些樹突分枝上又有許多細小的刺狀突出物，這就是突觸。這樣的入口，在單一神經細胞上多達兩萬個。

我說「入口」，是因為活動經由突觸進入細胞，電流也是從這裡開始活動。微弱的電流分別從數百個活躍的突觸匯集到細胞本體，如果電流總量夠大，就會使細胞從大約 -70 mV（毫伏特）的靜止膜電位，瞬間極化為 +50 mV 並立刻再度下降，時間快到不到一毫秒。這種搏動現象叫動作電位，它會被軸突（即神經細胞突出延長的部分）引導至神經纖維的突觸前末端，並刺激那裡的突觸囊泡，也就是裡面儲存著神經傳導物質的脂質小泡。接下來會有一、兩顆囊泡被釋放（但有時候也沒有），它們會排空自己的神經傳導物質到突觸間隙裡，並以此與突觸後細胞的受體結合，然後在那裡再度產生訊號。而大腦裡的訊息流動，於是向前推進了一站。

Q 不過，你說過對大腦的機能運作，重要的既非單一細胞也非單一突觸，而是細胞群組。所以那裡接下來會發生什麼事？

沒錯，單一的細胞與突觸既小且沒什麼作用。比較有意思

的是，當三、四十個突觸前神經細胞同時活躍，並讓三、四十個突觸後神經細胞興奮起來，然後它們也發射電流，訊息因此被繼續傳送。如果突觸以這種方式被反覆使用，便會成長並增強。我們所學到的經驗，就是這樣在大腦裡留下了會改變訊息流動的軌跡，而在此同時我們也進行了學習。

Q 你在解釋突觸間的傳遞時提到，有時候在突觸前細胞的末端，並不會釋放出任何神經傳導物質。為什麼？

因為突觸的神經傳導物質釋放是隨機運作的，這意味著它帶有隨機成分。學習並非根據全有全無的原則來運作，而是人的經驗能改變突觸活躍時釋放神經傳導物質的機率。就許多大腦皮質裡的突觸而言，這個機率通常只介於10%～50%之間。這種隨機性對突觸間訊息的傳遞非常重要，它在學術公開場合裡從未被當作議題，但我認為它是根本要素。

Q 為什麼？

大腦神經細胞的訊息傳遞需要彈性。只有如此，我們才能在一個變動不停的環境中生存下來。根植在突觸神經傳導物質隨機釋放機制中的彈性，是我們心智能力的一種根本特質。我相信它是所有形式的創意之基本前提。許多完全不理解這一點的哲學家，對神經細胞的自然原理可能被破解這件事，簡直是戒慎恐懼。他們擔心著，「人的大腦功能是以生物因素為基礎」這個事實，代表我們所做的一切都是既定，而人只是命運

的犧牲品。但這根本是無稽之談。

如我們已知，人類的思維是具有彈性的，而這種彈性並非來自形而上的玄學領域，也不是來自某個遙遠星系的偉大神靈在我們腦袋裡灌輸了什麼。這種彈性潛藏在神經細胞的生物原理，在它的隨機機制裡，而且最棒的是：這種隨機性是可以塑造的。每當我們學到經驗，經由突觸可塑性，一個囊泡能釋放神經傳導物質的機率便可能升高，而且是依當下的情況有多需要，或這樣做有多大用處來升高機率。相對頻繁與密集的體驗，可說塑造了相對頻繁的傳導物質釋放。

Q 神經細胞群組是負責讓訊息在具隨機性的情況下，還能可靠地傳遞下去？

是的，不過這個問題跟有多少神經細胞參與有關。活躍的細胞群組愈大，就愈能可靠地繼續傳遞訊息。假設你有一個包含上千個細胞的群組，而現在這些細胞興奮的突觸，以每次有50%能釋放神經傳導物質的機率，激發活化了一個同樣由上千個細胞組成的突觸後群組中的許多細胞；此外，一個運作熟練的群組中的細胞，也經常透過相對成熟的突觸彼此激發。如果以上這些條件同時具備，第二個細胞群組絕對能接棒發射電流，並把訊息安全地傳遞下去。我認為，較小的細胞群組能促進創意，較大的細胞群組則是增加可靠性。

Q 讓我簡要歸納一下大腦的運作方式。神經細胞裡會產生電脈衝，而這會被引導至兩個神經細胞之間的突觸間隙，於是這裡的囊泡會釋放出神經傳導物質。此時，一種化學訊號會形成，傳導物質會與後置神經細胞的受體結合，然後訊息從這裡再度以電的形式前進。是這樣嗎？

正是如此。不過，並不是每當一個突觸活躍時，就會在後置神經元再度觸發動作電位。前置（即突觸前）神經元裡的動作電位很大，是從 -70 mV 陡升為 +50 mV 後再降回。而後置神經元的突觸電位（即它所接收到的「傳入」訊號）卻要小得多，大約 1 或 0.5 mV，因此，那可能只會讓 -70mV 的靜止膜電位上升為 -69.5 mV。只有當你同時整合周圍二十至三十個突觸各自的 1 或 0.5 mV，後置神經元的電位才能達到所謂的閾值電位（threshold potential），細胞體隨電壓而變化的離子通道才會被啟動。它們會像電晶體那樣接通線路，而此時一個能被繼續傳導的動作電位才會產生。

Q 如果後置神經細胞每次都發生動作電位，我們的腦袋裡就會像閃電交加的雷陣雨那樣了，是嗎？

沒錯，完全正確！那會很像一次嚴重的癲癇發作。現在，或許有人會問，為什麼訊息從一個細胞傳遞到下一個細胞，必須透過神經傳導物質來運作。例如，不是也可以把突觸間隙（即神經細胞之間）巨大的動作電位，引導通過某種有電阻的

「針眼」，讓電流大減後再繼續被傳送。這樣應該也能阻止另一個行動電位立刻再形成。

Q **所以為什麼不會發生呢？**

因為這樣就不會有隨機性。

Q **也就是沒有讓大腦保持彈性的隨機性？**

是的，缺乏隨機性會是問題之一，不過還有另一個問題。如果訊息在神經細胞之間的傳遞沒有神經傳導物質，則訊號只會有一種類型，即興奮型訊號。可是，我們也必須有抑制的細胞，而要讓細胞得到抑制，它需要 γ-胺基丁酸（Gaba）這種神經傳導物質，它能夠鎮靜神經細胞。γ-胺基丁酸受體在接收這種物質後會打開通道，而這能抑制神經細胞的興奮性。

在服用地西泮（Diazepam）這類藥物後，會明顯感覺到 γ-胺基丁酸的作用，因為這些藥物能使 γ-胺基丁酸的受體打開得更久。

Q **為什麼我們需要抑制的細胞？**

為了細胞群組的精準性，這樣才會只有某些（而不是全部）細胞被激發活化。跟電腦一樣，神經元的編碼不僅需要 1，也需要 0。假如電腦只有 1，根本無法處理訊息。舉例來說，當我們在大腦裡對訊息進行編碼，所需要的細胞群組可能是由細胞 1、2 和 4 所組成，細胞 3 並不包括在內。為了使訊息

在大腦裡能正確地從 A 點被傳送到 B 點，必須有些細胞被刺激興奮，而有些被抑制。這種抑制作用，會使神經元編碼更敏銳。

Q 人類大腦最重大的改造重組，是發生在哪個生命階段？

孩童在三歲以前必須學會很多事，他們得學坐、學走、學說話、學自己吃飯。因此，人類各部位突觸連結的發展，會在三歲左右達到最高峰，之後便逐漸遞減。但是，長程連結還是會繼續增加。

Q 長程連結是什麼？

軸突（即神經細胞突出延長的部分）可以很長，而且因包覆著髓鞘而具絕緣效果。這種髓鞘在人的整個幼年時期都會發育，到青春期時還會再次旺盛成長，為那些細長的神經纖維形成最強的絕緣效果。神經纖維外圍髓鞘的形成，會使得快速匯集各種訊息這件事變成可能，也能提高工作記憶的效能。

神經纖維絕緣度不太好的孩童，腦中能同時記住的事情很少，這些事大多在經歷過後瞬間就不見了。成年人則通常能夠把好幾件彼此不相關的事，同時留存在工作記憶裡，這必須擁有效率很高的長程連結才辦得到。而我們之所以需要長程連結，不僅是為了要整合所有經由感官來到大腦的訊息，也是為了把匯入的新訊息跟從海馬迴提取出的記憶做比較。

Q 靈光一閃時的腦袋是怎麼一回事？

那是創意迸發的重要時刻，一種自然而然、沒有感官訊息輸入的學習經驗。一個人突然把之前不會如此看待的事情湊在一起，阻滯思路的矛盾一掃而空。學習是一種活躍的作用，大腦裡必須有許多元素可供使用，它才能運作，不管任何型態的學習都是如此。如果我不夠專心，一件事或許得重複一百次，才能勉強記住什麼。反之，如果我極度專注，只要一時半刻，就足以記住些什麼。

另外，有件事也讓人很驚訝，人們很少去探討遺忘有多麼困難。當你在生命中真正經歷或學習了什麼，就會很難再把它從腦袋中移除。想想那些視覺錯覺圖：一旦認出那個視覺假象，你再重看時又會立刻看到它。這就是突觸可塑性！這顯示了神經細胞之間的這種黏著，可以多麼穩固。

Q 拜隨機機制之賜，人的思維是有彈性的。但在那當中也有自由意志嗎？

在神經科學裡沒有自由意志存在的餘地。用叔本華的話來說，就是人雖然可以做他想做的事，但不能要他所想要的。人插手不了自己的動機與意志的產生。意志的形成大部分是在無意識中進行的，通常一直到我們想做某件事的那一刻，我們才會意識到這個與它對應的願望。

所以，如果不是魔鬼或某種操弄我們的神祕力量在作祟（也沒有理由要這樣相信），意志必然源自生物性原理。也就是

說，它終究來自我們的感覺、經歷、所有體驗過的事物。它就是這樣來的，而且它不是自由的。

然而，這並不表示，沒有自由意志，一切就無所謂了。情況正好相反。意志並非自由的事實，保證了人所做的決定，都與自己的性格及個人經歷非常有關。[8] 此外，由於我們神經細胞運作的隨機性，使得一切並非從一開始就確定了。那當中絕對有某種程度的彈性與創意，但創意也不是全然任意發揮，因為人的大腦不是一鍋混亂搖晃的意念雜菜湯。我們的情感與經歷、看過的東西、與我們討論交流過的人，還有我們犯過的錯誤，都塑造並豐富了我們的創造力。所有這一切都讓我們學到東西；所有這些經驗，都讓突觸釋放神經傳導物質的隨機性不會任意發生，而是帶著多一點或少一點的機率。而這決定了我們會怎麼想。

當自由意志的捍衛者說「我可以自己決定要做什麼或不做什麼」時，他們是對的；但是這個決定的產生並不是出於自由意志，而是以帶有隨機成分的經驗為基礎。沒有經驗因素，我們會做出哪種決定的機率應該是五五波，就跟擲骰子或讓一個亂數生成器來決定差不多。突觸傳導的隨機性，是讓人跳脫這種困境的絕妙出路，因此儘管沒有自由意志，我們的行為也不是預先被決定的結果。

專家簡介　約瑟夫・畢修夫貝格（Josef Bischofberger）

　　1965年出生於德國巴特紹爾高（Bad Saulgau），分別於杜賓根（Eberhard Karls）大學及哥廷根（Georg-August）大學研讀物理學與神經生物學。在哥廷根大學完成博士學位進修後，1996年至2009年夏天於弗萊堡大學生理研究所，進行博士後研究並帶領研究小組。2009年起任職巴塞爾大學神經生理學教授，並在生物醫學系進行哪些作用能促成終生學習之研究，主要關注重點為大腦皮質的海馬迴這個腦區，他以實驗小鼠進行的研究，證明了海馬迴會生成有益學習的新神經細胞。他也探討什麼會刺激細胞分裂、新的突觸連結如何與新細胞連接，以及年輕細胞如何支援大腦學習歷程。

相關研究：www.tinyurl.com/bischofberger

附註

① P. Erickson, E. Perfilieva et al.: "Neurogenesis in the adult human hippocampus", *Nature Medicine* (1998), Band 4, S. 1313~1317

② "Dynamics of Hippocampal Neurogenesis in Adult Humans", *Cell* (2013), Band 153, S. 1219~1227

③ W.B. Scoville u.B. B. Milner: "Loss of recent memory after bilateral hippocampal lesions", *Journal of Neurology, Neurosurgery and Psychiatry* (1957), Band 20, S. 11~21. 莫萊森在2008年過世之後，科學家對他

的大腦極感興趣。關於他一生的故事與死後有關其大腦所發生的事，《明鏡周刊》（*Der Spiegel*）曾在一篇報導中描述道：「受困於現在；科學家重新建構亨利‧莫萊森獨一無二的大腦。這個沒有記憶的男人，至今仍被視為神經心理學上最知名的病人。」spiegel. de.

④ L.Bolz, S. Heigele, J. Bischofberger: "Running Improves Pattern Separation during Novel Object Recognition", *Brain Plasticity* (2015), Band 1, S. 129~141.

⑤ Ch. Schmidt-Hieber, P. Jonas, J. Bischofberger: "Enhanced synaptic plasticity in newly generated granule cells of the adult hippocampus", *Nature* (2004), Band 429, S. 184~187.

⑥ K. Erickson, M. Voss, R. Prakash et al. : "Exercise training increases size of hippocampus and improves memory", PNAS (2011), Band 108, S. 3017~3022.

⑦ 在大腦中，突觸負責將來自神經細胞的動作電位與生化信使、神經遞質，一起傳遞到另一個神經細胞。突觸是由三個元素組成：「突觸前」是發出動作電位的神經細胞，「突觸後」是接收信號的神經細胞，「突觸間隙」是兩個神經細胞之間的空間。

⑧ Michael Schmidt-Salomon, *Entspannt Euch! Eine Philosophie der Gelassenheit* (2019).

Chapter 16

真正有趣的問題，是文學作品裡所描寫的那些，而很少是神經科學期刊所寫的

神經學家約爾格·凱塞林（Jürg Kesselring）告訴我們，為什麼那些把人簡化到只剩下神經元之間訊息交換的腦科學家劃錯了重點。

Q 意識是什麼？

某種非常複雜、構成我們存在的東西。我們深信意識連結在大腦裡，因為當人的大腦功能停擺，意識也會跟著消失。在東方哲學裡，有著意識存在於大腦之外的想像，所以更積極地去探究這種理念，或許是值得一試的作法。

我們過於片面地從自然科學的角度來研究一切，利用電子量測技術、神經傳導物質測定或成像處理等方法，極力讓大腦功能變成「可見」的現象。

然而，以這些方法，我們掌握不到一種存在於大腦之外的意識，但我並不排除這樣的意識或許存在。就像在天文學裡，只因為看不到一顆星星，並不代表你證明了它不存在。很可能只是你所用的方法，不足以讓它變成「可見」。我原本可以試著透過間接管道去尋找通往大腦之外的意識狀態，例如透過報導自己投胎轉世的人，不過，這對我來說太不確實，所以我運用了別的技巧。

Q 什麼技巧？

我試著去發現腦袋裡原本沒有（也就是至今從未想過）的某些關聯性。2005 年，達賴喇嘛在蘇黎世過七十歲的生日，並在哈倫體育場（Hallenstadion）講了一週的課。而我有幸在場進行了一場演講，並利用這個機會與達賴喇嘛對談。我告訴他，西方的醫學在人類被「賦予肉身」，也就是在準備出生、協助出生及照護新生兒這件事上，非常在行；然而，對「脫離

肉身」（即死亡）卻相當無助，因為缺乏能協助我們更容易面對臨終者的精神導師。

我詢問達賴喇嘛，人是否有辦法與那些尚未被「賦予肉身」，也就是還處在兩次化身之間的生命取得聯繫，而他回答說這是可能的。就許多人而言，他的答覆是一種密教隱微術，對我而言卻是一種關鍵經歷。現在我知道，在我們所使用的方法之外，確實存在其他途徑。

Q 現在這個經歷幫你打開那扇門，讓你通往大腦以外的意識狀態嗎？

事情沒那麼簡單。但它讓我比過去更頻繁地自問，我可以怎樣使用自己的大腦。我把大腦想像成一種器具，有些人說：「你就是你的大腦，你沒辦法把自己跟大腦分開而論。」我沒有唯心論到去認為我的意志是「可以做任何我想做的一切」那樣自由，但它肯定有「我可以決定不做什麼」那樣的自由。我並非只是大腦功能的產物。

對此有個很容易理解的比喻，知名的俄裔美籍小提琴家雅沙・海飛茲（Jascha Heifetz），有次從一位仰慕者那裡聽到這句話：「大師，你的小提琴聽起來是如此美妙！」海飛茲就把小提琴放到耳邊，然後說：「我什麼都沒聽見。」樂器本來就不會自己演奏，演奏它的是人。而關於「我」，關於意識，也是如此。

這個「我」是有故事的。這個故事非常有意思，會影響我

們的遺傳與表觀遺傳背景，而且我們的父母、同學，直到今天
這個時間點之前的所有人生，都是它的一部分。我們的故事，
與因此而生的我們大腦的故事，始終在繼續中。而我在神經科
學裡找到這種理念的基礎，那就是大腦不斷在自我改造，它是
可以塑造的。但神經元的可塑性並不是在「我」之外進行的，
我的生活、我的經歷都在影響它。只是今天神經科學研究的是
一個被隔離的大腦，而在自然界中這樣的大腦並不存在。大腦
始終是結合在某種環境脈絡裡，也就是在它的社會環境與物質
環境裡。而任何理性神經科學的根本問題，都是要找到那個由
心智通往身體的橋梁。

Q 怎樣才辦得到？

關於這一點，即使是最核心的神經科學家也不知道。是什
麼讓大腦去啓動那個我想做的動作呢？我們對於動作電位是如
何從一個神經細胞移動到下一個細胞、它移動得有多快、需要
哪些條件才能辦到等，都知道得很詳盡。但它究竟如何開始，
始終是未知。

大腦是個不斷爲人帶來驚奇的器官，別的不說，單單只要
想到構成它的那些數字！我們的大腦有八百六十億個神經細
胞，而且在人出生時就幾乎已經齊備了。所以，一個孕期中的
母親，可說平均每秒鐘就爲她的寶寶製造出四千三百個神經細
胞。而這些神經細胞，每個都有一千到一萬個連結（即突
觸）。假設我們要開始細數某個人身上的突觸，每秒一個，即

使一週七天、一年三百六十五天不間斷地數，也得花上兩千五百萬年的時間。或是，如果我們把所有的神經纖維，所有大腦裡神經細胞的軸突全都排列起來，總長度將可以繞地球兩圈。

我們的大腦裡藏著一個奇蹟，說它像電腦並不是一個好比喻，即使電腦的功能確實很強。人類的大腦所能成就的，完全是另一種層級。而這也因人而異，與每個人的故事有關。一部電腦沒有故事，沒經歷過青春期，也不知道愛一個人、與人建立關係，是一種怎樣的情況。我們應該好好守護這個奇蹟帶來的驚奇，並善用它來做一些事。

Q 什麼事呢？

我們必須提出問題並尋找它的答案，這就是創造力。哲學家布萊茲‧帕斯卡（Blais Pascal）說，在未知的海洋裡有一顆知識之球。我知道得愈多，這顆球就愈大，但它與未知的接觸點也就愈多。同樣地，我們有愈多問題，就會愈感到驚歎，然後終究得虛心承認，這個世界、我們的生命，一切都遠比我們所想像得複雜。

Q 人必須是清醒的才能夠有意識嗎？

這個問題很有意思。我認為，我們所談的那種意識，確實是與清醒狀態結合的。我的感覺是，我必須保持清醒，才能自主決定，處理或不處理什麼，並為自己的行為承擔責任。

不過，對於在夢中發生的事，我有什麼責任嗎？關於這一

點，各方看法不同。有些學者說，夢自然而然就發生了，我們並未參與其中。可是夢裡所發生的事，明明總是與我們有所牽連。尼采也說：「如果不是我，那又是誰該在夢中負起責任呢？」每個人應該都做過那種為人生指引方向的夢，因為在那之後的清醒狀態中讓你做出決定的意念，顯然是來自你夢中的意識，而那是你在意識清醒時無法觸及的事。

Q 為什麼人在全身麻醉時意識會被解除，儘管我們對意識的了解非常有限？

因為醫學上不斷地研究與試驗，直到它終於行得通。不過，在某些例子，一個人即使全身麻醉了，仍保有意識，而且這種情況一點都不罕見。但這並不意味著，他們能像清醒的人那樣感覺到疼痛。

也有人在全身麻醉的狀態下經歷了瀕死，就有病患向我描述過，她是如何經歷自己在意外發生後被搶救與隨後被手術的過程，即使她根本就失去了意識。身為醫師，我無法檢驗病人所說的事實真相，但我的任務是鑑定內容的可信度。

Q 你會如何進行？

我會詢問在場的旁觀者。如果一個病人對我詳述了自己的手術是如何進行，而所有當時在場的人也都能確認他所說的細節，對我來說這就是可信的。

Q 大腦中的物質是如何讓感官世界形成的？

這是非常複雜的過程。我們對大腦中的感官印象是如何形成略有所知，這有一部分是透過不同頻率的腦波；但是對它們之後到底是如何構成一種整體印象，幾乎還一無所知。

有理論主張，伽馬（γ）腦波的同步化，在其中扮演重要的角色，也就是來自伽馬波段、大約四十赫茲的頻率，會將來自視覺、聽覺或味覺等各種不同頻率的訊息，同步整合爲一種完整的感官知覺。

不過，我們可以談腦波，談抑制性或興奮性神經傳導物質，但無法描述腦波會轉譯成一幅怎樣的感官畫面。如果我們想得到答案，只能試著詢問他人，他們看到什麼顏色或聞到什麼味道。然而，或許你能告訴我紅十字會的標誌是紅色，卻沒辦法把一種味道描述到讓我了解，你得以類比的方式，例如，這香得像一朵玫瑰，那臭得像一條死魚。

Q 大腦裡有靈魂的容身之處嗎？

我認爲，人不該試圖去定位靈魂。況且比起靈魂，我更偏好 'Person' 這樣的說法，這個字源自拉丁語中的 'personare'，意指「穿過某種東西來發聲」。在羅馬時代的劇場裡，'Person' 也代表面具，因爲劇中角色是從面具後方發聲或說話。對腦溢血或多發性硬化症病患來說，受損的其實是他的面具、那個軀殼，而不是後面的「人」（Person）。至於我們身爲治療者的任務，就是把這個軀殼修復到後面的「人」能夠再度「穿透面具

發出聲音」，當然，你也可以說那就是靈魂，但靈魂並不在任何我確定得了的地方。

「自我表述」本來就是人類利用軀體來向世界展現部分自我，並反過來也從這個世界接收一些什麼。我認為，人只能透過肢體動作來表現大腦的功能。當我們與他人說話，我們的聲帶與嘴唇都在動；寫信給某個人時，動用的是手；當你對某人眨眼睛，用的則是眼睛周圍的肌肉。

但我對某些報導深感興趣，其中提到有些人親身體驗過兩個人之間沒有直接接觸或肢體動作，但訊息仍能傳遞的經歷，例如身在瑞士的母親半夜醒來，因為她的孩子在美國發生了意外。身在神經科學專業領域，我們對於這到底是怎麼一回事，這樣的訊息傳遞怎麼可能發生，完全毫無頭緒。但我們知道，這個世界不僅存在我們能夠證明的現象。

Q 腦科學家當中的化約論者說，人類是神經細胞間訊息交換的產物。你的看法是什麼？

能夠把事情看得這樣簡單，其實令人有點感動。認識人類還有其他途徑，不是只能從自然科學的角度；神經科學所做到的一切確實都很神奇，但從認知上來說，貢獻卻沒那麼大。我們必須把大腦看作是整個有機體的一部分，它不斷從肌肉組織、心臟、腸道得到訊息；而且我們所生活的環境，也在塑造著它。

Q **如果相信化約論者的主張，那麼焦慮、權力欲望、犯罪或所有行為，就只是由大腦來掌控了，是嗎？**

雖然有很大的一部分可能是由大腦來掌控，但人的思維與經驗也參與了決定。如果我的大腦裡有一股衝動叫我殺了你，我可以說：「不，我不會這樣做。」想想杜斯妥也夫斯基的小說《罪與罰》裡的拉斯柯尼科夫，他將一把斧頭劈在那個令人厭惡的放高利貸老寡婦的頭上，卻也失手殺了不小心目睹這樁罪行的老婦胞妹。在那之後他所背負的罪惡感，改變了他的整個人生。這些才是真正有趣的問題，而它們會被描寫在文學作品中，幾乎不會出現在神經科學期刊裡。

Q **依據化約論的理念，公民勇氣也純粹是神經細胞的運作嗎？**

要把這種勇氣化為行動，你需要大腦，但展現這種勇氣的能力，卻有它的故事背景。能夠展現公民勇氣的人，或許在人生中有這樣的精神榜樣，或許在原生家庭裡就有過這樣的經歷。這種複雜的功能機制，你根本找不到它是在大腦哪個區域裡運作，而且我也不相信有找到它的可能性。

愛因斯坦死後，人們想從他的腦袋裡找到他的數學才能，他們鉅細靡遺地研究他的大腦，卻找不到令人歎為觀止的天賦。或者像莫札特，他會擁有如此非凡的才華，是因為他同樣具有天賦的父親把他培養得很好，還是因為他有榜樣？化約論者試圖在大腦裡解讀一切，因為把環境脈絡列入考慮，會更費

力，也更複雜，然而，是環境先形塑了我們與我們的行爲。

在腦科學研究裡，不應該只考量一個人所說的話，也該對其行爲進行觀察；這是個重要的理解途徑，只是它需要更長久的訓練。

Q 1990 年代初期，美國總統布希宣告了「大腦的十年」。神經科學也因此應聲蓬勃發展，而它的主張是：人就是他的腦。大腦研究走向了一個與你所宣揚的不同方向。

化約主義會自食惡果的，因爲他們錯過最重要的事。

Q 他們錯過什麼呢？

錯過了「人」。你可以測量一個人的身高、胸圍、血壓或血糖，你可以測完這個再量那個，但還是對病人一無所知。我們不知道這個人眞正經歷過什麼，而人是不能純粹以計量方式來描繪的。我擔心的是比重劇烈增加的量化數值。醫師與病人之間的談話愈來愈少，然而，在缺乏對談或只能簡短對談的情況下，我沒辦法知道一個病人在聽到醫師宣判自己罹患多發性硬化症時，會如何反應。這是無法以測量參數來呈現的。

Q 大腦和心智是同一件事嗎？

不是，但它們互爲彼此的前提，相互影響且共同作用。大腦的狀態也決定心智功能，好比壓力就是一個重要因素。當人忙得團團轉時，大腦也會應接不暇，不斷在不同事件間跳躍。

留意哪種程度的壓力對自己有益，是自我認知的一部分。我們並非只能當自己大腦功能的受害者。

Q 歐盟的人腦計畫想模擬大腦，以便更有效地研究疾病。這行得通嗎？

我曾經參與過人腦計畫的倫理委員會三年，然後得到這樣的感覺：這裡主要是由電腦科技來操作。有關電腦的東西當然很有趣，但我們整個大腦的世界，那些構成人的東西，不能以這種方式來探究及理解。光是模擬神經細胞，沒辦法呈現大腦這個器官，對我而言，大腦是一個互動器官，是人與人以及人與環境之間的互動。身為醫師，我所做的事總是與「整個」人有關，我認為這是一種榮幸。我可以與人談話，可以寫信給他們，可以聆聽他們。從他人身上得知某些東西，總讓我感到振奮。然而，非常遺憾的是，我們常常沒辦法讓病人恢復到喜樂安康的狀態。

Q 模擬的大腦會具有意識嗎？

確實有科學家這樣認為，但是並沒有任何蛛絲馬跡，顯示出有一天可能成真。我只要想想自己的人生，就知道我在聖加倫市（St. Gallen）的中學時光、大學歲月、我的音樂，以及與他人建立的友誼，一切都沒有人能複製。我的意識並非獨立在我的故事之外。此外，還有我的身體，它對我如何感覺我的意識也有重大的貢獻。你不能排除身體而單獨研究意識，那只能

與身體一起進行。

Q 所謂的洗腦是怎麼一回事？

那是以恐懼來進行的。而當我們心懷恐懼，某些腦區會陷入停擺狀態，就像被麻醉了一樣。於是，大腦沒辦法再正確運作，只能接受那些灌輸給它的訊息，而人的行為表現，會與洗腦者所希望的一致。

Q 假設大腦可以移植，那麼甲在得到乙的大腦之後，會變成乙嗎？

謝天謝地這種事不會發生！大腦移植在技術上是不可能的，每個大腦也都是特殊的。況且以我們所理解的大腦功能來說，它們也無法轉移。性格與人，始終都是獨特且個人的。

Q 人在死後還會有某種「生命」存在嗎？儘管隨著死亡，意識也消散了。

我們所認識的生命，就只到死亡為止。在那之後，所有我們理解為生命的基礎，也就是人存在之基礎的作用，便會全部停止。因此，以我們的方法要驗證人死後是否還有生命，是不可能的。然而，我們會在某些報導裡聽到有人說，他們有辦法取得通往另一個世界的管道，就像我先前提到的達賴喇嘛；還有那些能與亡者取得聯繫的人，我們也知道有這樣的例子。我自己在睡夢中，有時也會接觸到已經逝去的人並與他們說話，

然後醒來時我會自問，這個夢與自己記憶的連結有多深、多遠。我甚至在白天清醒的狀態下，也能從記憶裡栩栩如生地喚起逝者的模樣。

專家簡介　約爾格・凱塞林（Jürg Kesselring）

　　1951年出生於聖加倫市，就讀伯恩大學醫學系，1981年在此取得博士學位，先後取得神經專科醫師與生理醫學暨復健專科醫師資格。1988年至2017年間，在瓦倫斯的療養中心擔任神經科與復健科主任醫師，至今仍以資深專家身分服務於此。1996年起為伯恩大學臨床神經醫學及復健科名譽教授。工作領域關注的焦點是多發性硬化症病人，義務服務於瑞士多發性硬化症協會長達三十年，2005年至2011年擔任該協會會長。1970年代及1980年代，亦以國際紅十字會醫師身分，參與黎巴嫩及薩伊援助行動，2010年起為國際紅十字會委員會成員，主要任務是為此人道組織制定策略。凱塞林每日必演奏大提琴，曾多次以業餘音樂家身分，參與霍華德・葛利菲斯（Howard Griffiths）所帶領的蘇黎世室內弦樂團演出。他還會寫詩，詩集以《輕聲細語》（*Leise Laute*）為題，由Basler Johannes Petri 出版社發行。

相關研究：www.tinyurl.com/juergkesselring

致謝

　　我要對這些科學研究者致上最誠摯的謝意：希爾薇亞‧阿爾貝、約瑟夫‧畢修夫貝格、彼得‧布魯格、尚馬克‧弗利奇、菲力克斯‧哈斯勒、格雷戈爾‧哈斯勒、路茲‧彥克、巴斯卡‧考夫曼、約爾格‧凱塞林、彼得‧克拉弗、鮑里斯‧尼可萊‧康拉德、伊莎貝爾‧曼蘇、湯瑪斯‧內維安、潔西卡‧彼得、凱特琳‧普雷勒、路卡‧雷格里、米夏厄爾‧史瑞德爾，感謝他們在漫長的談話中，耐心回答所有關於大腦的問題。

　　他們告訴我，自己研究了什麼、理解到什麼，以及還不知道什麼。你可以在他們身上感受到那股想要更加了解大腦的熱情。關於這個不可思議的器官，我從未學到如此多的知識。而那些針對同一個問題所得到的不同答案，告訴我有許多事都可以從更多不同的角度來看。

　　我也要向我的人生伴侶艾迪‧維尼格（Edy Winiger）致上萬分的謝意，他總是不厭其煩地聽我反覆報告訪談內容及準備工作，也經常提出精準無比且讓我因此發現更多新問題的反問，以及他一直以來的支持與鼓勵。

　　此外，我也要感謝過去的工作夥伴吉內特‧維傑特（Ginette Wiget），因為她，我才有了寫這本書的想法。還有我

過去的主編丹尼爾‧敦克爾（Daniel Dunkel），感謝他對 Kein &Aber 出版社推薦了這個想法。

感謝我所有的朋友，特別是茱蒂絲（Judith）、崔勒斯（Therese）、安妮塔（Anita）、貝亞（Bea）、席夢（Simone），他們提供了寶貴的時間，讓我可以對他們盡情訴說每次學到的大腦新知識，他們還不吝於對我這項工作表現出興趣。

特別要致謝的還有我的編輯約安娜‧馮勞赫（Johanna von Rauch），她以最縝密的心思及敏銳的語感，潤飾校對了本書的文字。能與她共事，我深感榮幸。

我也要對蘇黎世Kein&Aber出版社的合作夥伴法蘭西絲卡‧松德爾（Franziska Sonderer）致上謝意，感謝她在整個工作過程中溫暖誠摯地相伴。

作者簡介

　　芭芭拉・史穆茲（Barbara Schmutz），1963年出生，定居瑞士，為記者、作家暨劇本作家。擁有蘇黎世大學應用倫理系高等深入研究文憑，曾進修於瑞士MAZ新聞學校（Schweizer Journalistenschule MAZ）與蘇黎世SAL編劇學校（Drehbuchschule SAL）。為瑞士不同報紙及雜誌撰寫文章，1997年以一系列報導文章榮獲瑞士新聞獎。2006年為瑞士SRF電視台執導有關楚格州暗殺事件（Zuger Attentat）之紀錄片，在此事件中，有十四位政治人物不幸遇難。

大腦300問：
親身經歷會改變基因？腸道是大腦的感官？人造大腦可能嗎？
17位頂尖科學家深度解密。

作　者──芭芭拉・施穆茨	發 行 人──蘇拾平
（Barbara Schmutz）	總 編 輯──蘇拾平
譯　者──鐘寶珍	編 輯 部──王曉瑩
特約編輯──洪禎璐	行 銷 部──陳詩婷、曾志傑、蔡佳妘
	業 務 部──王綬晨、邱紹溢、劉文雅

出 版 社 ── 本事出版
　　　　　　台北市松山區復興北路333號11樓之4
　　　　　　電話：(02) 2718-2001　傳真：(02) 2718-1258
　　　　　　E-mail：andbooks@andbooks.com.tw
發　　　行 ── 大雁文化事業股份有限公司
　　　　　　地址：台北市松山區復興北路333號11樓之4
　　　　　　電話：(02)2718-2001
　　　　　　傳真：(02)2718-1258
美術設計 ── POULENC
內頁排版 ── 陳瑜安工作室
印　　　刷 ── 上晴彩色印刷製版有限公司
2022年12月初版
定價　450元

Brainstorming. 300 Fragen ans Gehirn
Copyright © 2020 by Kein & Aber AG Zurich – Berlin.
through Peony Literary Agency.
traditional Chinese edition copyright © 2022 Motifpress Publishing, a division of And Publishing Ltd.
All rights reserved.

國家圖書館出版品預行編目資料

大腦300問：親身經歷會改變基因？腸道是大腦的感官？人造大腦可能嗎？17位頂尖科學家深度解密。
芭芭拉・施穆茨（Barbara Schmutz）／著　鐘寶珍／譯
---.初版.─ 臺北市；本事出版　：大雁文化發行，　2022年12月
　　面　；　公分.─
譯自：Brainstorming. 300 Fragen ans Gehirn
ISBN 978-626-7074-24-4（平裝）
1. CST: 腦部　2. CST: 神經系統　3. CST: 神經學

415.9　　　　　　　　　　　　　　　　111015437